FÜR EIN FITTES IMMUNSYSTEM

DR. CHRISTINE HUTTERER

Stiftung Warentest

INHALTS-VERZEICHNIS

Erklärung der Symbole

Jede farbige Textpassage bietet Ihnen spannende und besonders wissenswerte Zusatzinformationen. Diese Symbole zeigen Ihnen, was Sie hier erwartet.

Gut zu wissen

Achtung!

Verblüffendes

Eine kurze Anleitung

Aus der Forschung

UNSER SAGENHAFTES IMMUNSYSTEM

Unser Immunsystem ist Wunder und Rätsel zugleich. Machen Sie sich auf eine Reise in das Innerste Ihrer Immunabwehr und erfahren Sie, wie Sie Ihre Gesundheit unterstützen können.

Hochleistung für ein längeres Leben

Die beiden komplexesten Systeme im Körper – Gehirn und Immunsystem – sind in ständigem Austausch. Das zu verstehen, lohnt sich.

Kaum etwas ist für unsere Gesundheit so wichtig wie unser Immunsystem. Es ist extrem vielfältig und ausgefeilt, sodass die Forschung noch immer bahnbrechend Neues entdeckt. Das bedeutet aber auch, dass wir nicht alles bis ins Detail verstehen. Vieles, was in der Vergangenheit galt, ist inzwischen überholt oder wird zumindest deutlich differenzierter gesehen. Die wissenschaftlichen Erkenntnisse sind stetig im Fluss.

Obwohl unser Immunsystem in den allermeisten Fällen zielgerichtet und angemessen auf Bedrohungen reagiert und die tollsten Erfolge zu verbuchen hat, merken wir davon … nichts. Wir nehmen nicht bewusst wahr, dass wir die Erkältung der schniefenden Kollegin nicht bekommen haben oder dass gerade eine potenzielle Krebszelle eliminiert wurde. Wir bekommen gar nichts davon mit, dass jeden Tag in unserem Leben eine unvorstellbar große Zahl von mehr als 100 Milliarden Neutrophilen (das sind 80 Millionen pro Minute) – zu den Zelltypen kommen wir gleich – ihre Arbeit aufnehmen und wieder recycelt werden, also von unserem Immunsystem Höchstleistungen vollbracht werden. Was wir merken, ist, wenn eine Infektion die verschiedenen Abwehrsysteme des Körpers überwunden hat und wir tatsächlich krank werden. Manchen Menschen passiert das häufiger als anderen, manchmal ist es eher das individuelle Gefühl, zu häufig erkältet zu sein. Mitunter sind es aber auch manifeste, lebensbedrohliche oder lebenslanges Leid bringende Krankheiten, die mit Fehlern der Immunfunktion zusammenhängen (zum Beispiel Autoimmunerkrankungen).

Vielleicht sind Sie einer der Menschen, der spürt, dass in seinem Körper irgendetwas nicht stimmt. Sind Sie oft müde und ausgelaugt? Fühlen Sie sich gestresst und weniger leistungsfähig? Vielleicht sind Sie gerade dabei, den Glauben an die Medizin zu verlieren, weil niemand Ihnen helfen kann. Oder Sie möchten der Entstehung von Krankheiten vorbeugen und sind neugierig, wie das gehen kann. Vielleicht fragen Sie sich auch, wie Ihnen ausgerechnet ein Buch helfen soll, wo Sie doch schon so viel versucht haben? Eines gleich zu Beginn: Wenn Sie einiges in unserem Buch überzeugt und Sie etwas davon angehen und Ihren Lebensstil ändern möchten, dann nur zu. Wurden Ihnen vom Arzt Medikamente verordnet, sollten Sie diese aber unbedingt weiter einnehmen und nicht auf eigene Faust – weil Sie etwa mit den Nebenwirkungen nicht zurechtkommen – absetzen. Wenn Sie eine bestehende Erkrankung haben, besprechen Sie diese Veränderungen unbedingt mit Ihrer behandelnden Ärztin. Es gibt keine Garantie dafür, dass all Ihre Beschwerden verschwinden oder Sie nie wieder krank werden (das werden Sie definitiv). Aber wenn Sie die Funktionsweise und das Streben Ihres Immunsystems nach der Lektüre dieses Buches verstanden haben und viele der Tipps und Anregungen beherzigen, können Sie:

1 Ihr Immunsystem in ein gesundes Gleichgewicht zwischen Tatkraft und Pause bringen. Denn eine ausgewogene Balance ist die Grundlage, dass das Immunsystem seine Bestleistung geben kann (siehe S. 30).

2 chronische Entzündungen in Ihrem Körper reduzieren. Chronische (oder stille) Entzündungen schwächen das Immunsystem. Können Sie diese mindern, geben Sie Ihrem Immunsystem die Unterstützung, die es braucht (siehe S. 27).

3 Ihr persönliches Risiko für Autoimmunerkrankungen senken. Das Immunsystem kann im Laufe Ihres Lebens immer wieder falsch abbiegen und sich gegen eigenes Gewebe richten. Hier gilt es, die Wahrscheinlichkeit dafür zu reduzieren (siehe S. 33).

4 gesund altern. Ein ausgeglichenes Immunsystem kann Ihr Leben verlängern. Unterstützen Sie es durch Ihren Lebensstil, werden viele Krankheiten gar nicht erst zum Thema (siehe S. 39).

Das mag Sie überraschen, denn in dieser Aufzählung fehlt doch etwas ganz Wichtiges: Sie möchten seltener Halsweh, Schnupfen, Husten und Fieber haben! Wenn wir an das Immunsystem denken, fallen uns zuerst Bakterien, Viren, Pilze und andere Krankheitserreger ein. Die Bedrohung von außen, der Angriff der unsichtbaren Feinde. Die Haut, die Schleimhäute in Mund und Nase, der Blase oder Vagina, die Bindehaut des Auges – all das sind wirksame Barrieren, an denen die meisten Erreger scheitern und das Immunsystem gar nicht in Aktion treten muss. Diejenigen Erreger, die diese Hürden überwinden, müssen mit Gegenwehr rechnen. Feine Flimmerhärchen in der Nase und den Bronchien transportieren Staub, Bakterien oder Pollen wie auf einem wogenden Flokati-Teppich wieder nach draußen. Husten und Niesen tun das Übrige. Ein niedriger pH-Wert und damit ein lebensfeindliches Milieu im Magen, aber beispielsweise in milderer Form auch in der Vagina, versauert ungebetenen Gästen im wahrsten Wortsinn das Leben. Enzyme im Speichel und in der Tränenflüssigkeit wirken wie ein elektrischer Zaun.

DIE FORSCHUNG AM IMMUNSYSTEM: Schon mehrere Jahrhunderte vor Christus stellten Menschen fest, dass manche Personen vor Infektionen geschützt schienen. Ende des 18. Jahrhunderts verbreitete der britische Landarzt Edward Jenner das Wissen der Bauern, dass der Kontakt mit Kuhpocken vor den humanen Pocken schützt. Das biologische Prinzip dahinter, die Vakzination, war jedoch noch unbekannt. Als Entdecker der Immunzellen gilt Ilja Iljitsch Metschnikow, der 1908 zusammen mit Paul Ehrlich den Nobelpreis erhielt.

Obwohl wir zuerst an die schützenden Wirkungen vor Infektionen denken, sind wir in den westlichen Gesellschaften nicht mehr vorrangig durch Keime bedroht, auch wenn Viren wie Ebola, HIV oder Corona einen anderen Eindruck vermitteln. Die größte Gefahr für uns hier sind die nicht übertragbaren und mitunter durch den Lebensstil bedingten Krankheiten. Herzerkrankungen, Krebs, Übergewicht, Schlaganfälle, Diabetes und viele andere Leiden sind bei uns wesentlich gravierender. Vielleicht fragen Sie sich, was das Immunsystem damit zu tun hat. Mehr, als Sie auf den ersten Blick vermuten würden. Denn das Immunsystem ist auch für die Gesunderhaltung bis ins Körperinnerste verantwortlich, nicht nur an den Außengrenzen. Entzündungsreaktionen im Körper sind das entscheidende Stichwort (siehe S. 25). Fast jede Krankheit, ob akut oder chronisch, und sogar Stress gehen mit Entzündungen (Fachbegriff Inflammation) einher, die der Infektabwehr anzeigen, wo sie gebraucht wird.

WIRKUNG VON AUSSEN

Unser Immunsystem hat mit so einigen Einflussfaktoren zu tun. Manche setzen ihm ordentlich zu. Andere können es positiv unterstützen.

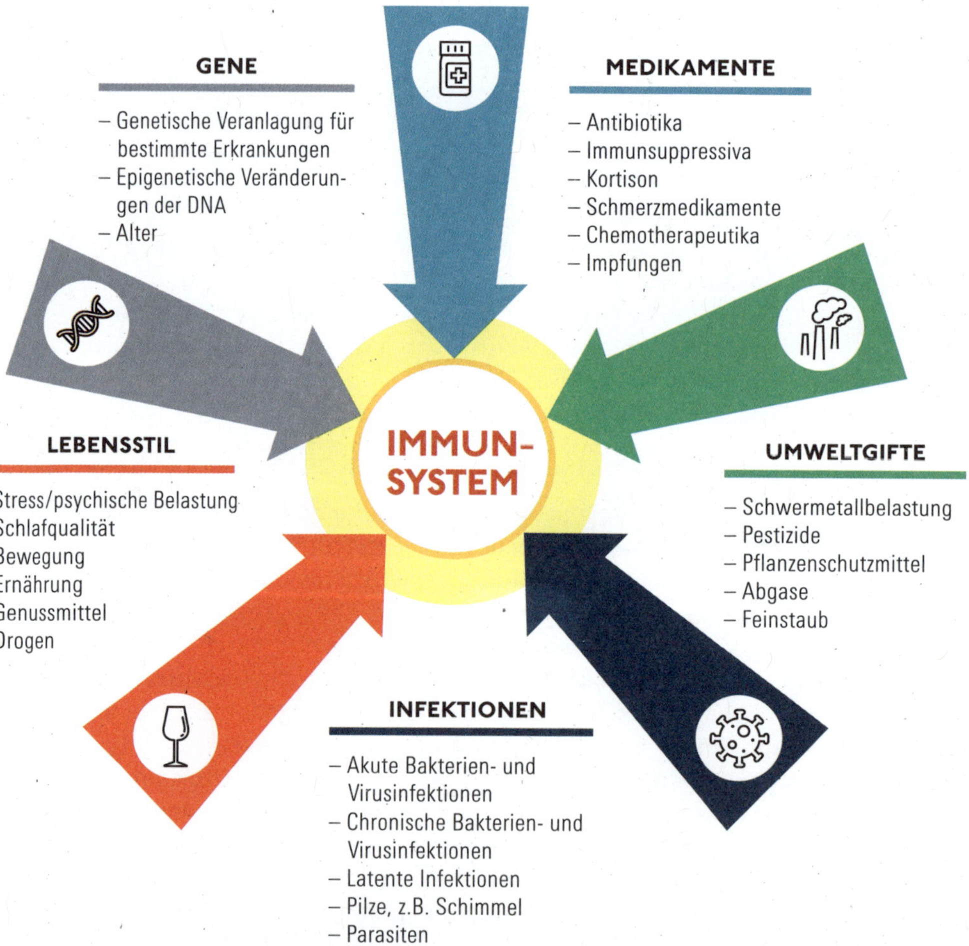

ENTZÜNDUNGEN SPIELEN DIE HAUPTROLLE: Wer das Immunsystem begreifen möchte, muss vor allem verstehen, welche Bedeutung Entzündungen für den Körper haben. An diesem wichtigen Thema geht kein Weg vorbei. Deshalb widmen wir uns den Entzündungsprozessen gleich zu Beginn dieses Buches sehr ausführlich.

Und es ist leider auch so, dass Menschen mit chronischen Entzündungen, also chronischen Erkrankungen, ein höheres Risiko für einen schweren Verlauf von Infektionskrankheiten haben. Aber bevor wir dazu kommen, sollen Sie zunächst eine bessere Vorstellung davon bekommen, wie das Immunsystem arbeitet.

Die Landkarte für das Immunsystem

Unser Immunsystem hat keinen bestimmten Ort, an dem es zu finden ist. Es verteilt seine Mitstreiter strategisch im ganzen Körper.

Auch wenn das Immunsystem nicht an einem einzigen Ort im Körper angesiedelt ist, hat es ein messbares Gewicht: Jede zehnte bis hundertste Zelle der mehr als 200 verschiedenen Zelltypen ist eine Immunzelle. Zusammengenommen wiegt allein die Gesamtheit der Immunzellen rund 1,5 bis 2 Kilo und damit fünfmal so viel wie das Herz und mehr als ein durchschnittliches Gehirn (1 200 bis 1 340 Gramm). Hinzu kommen Gewebe, die entweder für die Bildung oder Reifung von Immunzellen oder für das Lymphsystem von Bedeutung sind, wie der Thymus, der während seiner aktivsten Phase während der Pubertät mit etwa 50 Gramm sein Maximalgewicht erreicht, die Milz mit etwa 150 Gramm, die Lymphknoten, die an strategisch wichtigen Stellen im Körper verteilt sind, und das Knochenmark. Insgesamt sind das rund zwei bis drei Kilo des Körpergewichts.

WEISS NICHT ROT: Anders als die roten Blutkörperchen, die Sauerstoff in jede Zelle des Körpers transportieren, zählen alle Immunzellen zu den weißen Blutkörperchen, den Leukozyten („leukos" ist Altgriechisch und bedeutet „weiß"). Von den Leukozyten gibt es sehr viele verschiedene Zelltypen mit ganz unterschiedlichen Aufgaben.

Alle Zellen, die im Blut unterwegs sind, entstehen aus Blutstammzellen im Knochenmark und werden stetig nachgebildet. Diese werden entweder der Schiene zugelost, aus der alle Zelltypen der angeborenen Immunabwehr (z. B. Makrophagen, Neutrophile, natürliche Killerzellen, siehe S. 14) hervorgehen, oder sie werden der zweiten Schiene zugeteilt, die für die Herstellung der Zellen der adaptiven Immunabwehr (B-Zellen, T-Zellen, siehe S. 17) zuständig ist.

Nach den ersten Entwicklungsschritten bekommen nur die T-Zellen eine Sonderbehandlung. Sie ziehen um in den Thymus, der im oberen Teil des Brustkorbs direkt hinter dem Brustbein liegt. Dort werden T-Zellen besonders geprüft, damit nur solche T-Zellen im Körper unterwegs sind, die fremde Strukturen angreifen und die körpereigenen Strukturen tolerieren. Nur ein bis zwei Prozent der T-Zellen überstehen diese harte Prüfung und werden zur Verteidigung eingesetzt. Alle anderen sterben ab und werden recycelt. Die neu produzierten Zellen durchstreifen fortan das Blut und das speziell für die Immunabwehr existierende Lymphsystem. Das bildet wie die Blutgefäße ein dicht verzweigtes Netz, das den ganzen Körper durchzieht und ausschließlich für die Immunzellen angelegt ist. Im Lymphsystem stellen die Lymphknoten und im Blutkreislauf die Milz Treffpunkte und Parkhäuser für Immunzellen dar. Von diesen Stellen aus wird die spezifische Immunreaktion gestartet (siehe S. 17).

Der Darm – immunologisch ganz vorn

Vielleicht haben Sie schon einmal gehört, das Immunsystem sitze im Darm. Tatsächlich ist an dieser Aussage etwas dran. Ganz korrekt ist sie aber natürlich nicht, denn das Immunsystem befindet sich nicht statisch an einem Ort, sondern ist überall im Körper aufzufinden. Dennoch spielt der Darm – und hier ist häufig die gesamte

Strecke vom Mund bis zum After gemeint – für die Immunabwehr eine wichtige Rolle. Die Hauptaufgabe des sogenannten Darm-assoziierten Immunsystems ist es, krankmachende (pathogene) Erreger zu eliminieren und gleichzeitig die vielen „guten" Bakterien im Darm (Darmflora) zu schonen. Denn die Darmflora ist dafür zuständig, die Nahrung zu verdauen und daraus die für uns wichtigen Nährstoffe zu gewinnen. Auch die Unterscheidung zwischen Stoffen, die dem Körper Schaden zufügen können, und beispielsweise harmlosen Nahrungsmittelbestandteilen, fällt in den Aufgabenbereich des Immunsystems.

Mit seinen sechs bis acht Metern Länge und einer dank zahlreicher Ausstülpungen und bürstenartiger Oberflächenstrukturen Austauschfläche von rund 2000 Quadratmetern, hat der Darm über eine lange Strecke viele Möglichkeiten, mit Mikroorganismen und Substanzen aus der Umwelt in Kontakt zu kommen. Überall dort, wo ein früher Kontakt mit potenziellen Krankheitserregern stattfindet, sind Zellen der angeborenen Immunabwehr (siehe S. 13) zahlreich vorhanden. Das sind alle Schleimhäute, zum Beispiel Nasen-, Mund- oder Bronchialschleimhaut. Sie sind immunologisch miteinander vernetzt. Durch eine enge Anbindung der Schleimhäute an das Blut- und Lymphsystem können Erfahrungen schnell mit anderen Informationsstellen geteilt und dort auch eingesetzt werden.

BAKTERIENVIELFALT IM DARM: Die Gesamtheit der Darmbakterien wird als Darmmikrobiom bezeichnet. Ein gesundes Mikrobiom zeichnet sich durch eine große Vielfalt an Bakterienarten aus. Der Lebensstil beeinflusst dabei, welche Bakterienarten in welchem Verhältnis zueinander anzutreffen sind.

Viele Hunderte bis Tausende Arten von Bakterien bilden eine Lebensgemeinschaft, die uns hilft, unsere Nahrung zu verdauen, Nährstoffe den Zellen zur Verfügung zu stellen und bestimmte Stoffe herzustellen. Unverdauliche Ballaststoffe beispielsweise werden mithilfe der Darmbakterien fermentiert, wodurch kurzkettige Fettsäuren entstehen, die wiederum entzündungshemmende Eigenschaften haben (siehe S. 132).

Der Bakterienteppich im Darm stellt auch eine Barriere dar. Sie hindert krankmachende Keime daran, sich anzusiedeln und zu vermehren. Die Zusammensetzung der Bakterien ist ähnlich einzigartig wie ein Fingerabdruck. Der Lebensstil kann die Zusammensetzung günstig, aber auch ungünstig, beeinflussen. Durch die Ernährung lässt sich das Bakterienprofil ändern. Das Darmmikrobiom von Personen, die sich überwiegend vegetarisch und mit wenig vorverarbeiteten Lebensmitteln ernähren, unterscheidet sich deutlich von der Bakterienzusammensetzung von Personen, deren Ernährungsweise reich an Zucker, verarbeitetem Fleisch und Weißmehlprodukten ist. Daraus ergeben sich auch Auswirkungen auf verschiedene Laborparameter wie Entzündungsmarker, Fett- und Zuckerstoffwechselwerte. Wissenschaftlerinnen versuchen, die Zusammensetzung der Bakterienarten und deren Bedeutung im Detail zu entschlüsseln. So konnten sie das Vorhandensein bestimmter Bakterienarten bereits mit einem geringen oder hohen Risiko für Diabetes mellitus, Fettleibigkeit, Herzerkrankungen oder chronisch-entzündlichen Darmerkrankungen in Verbindung bringen.

Der Mund – hier kommt nicht jeder rein

Am anderen Ende des Körpers befindet sich der Mund. Er ist scheinbar wie ein offenes Scheunentor für Eindringlinge. Tatsächlich beherbergt auch er eine große Zahl an Bakterien. Diese Gemeinschaft aus Bakterien sorgt im Normalfall für eine gute Mundgesundheit und unterstützt die Immunabwehr. Gerät das Gleichgewicht aus dem Takt, können sich schädliche Bakterien durchsetzen. Es gibt Hinweise, dass es einen Zusammenhang zwischen Erkrankungen im Mund und Systemerkrankungen gibt. Bei Personen, die unter Krankheiten mit chronischen Entzündungen leiden – beispielsweise rheumatoide Arthritis, entzündlichen Darmerkrankungen und sogar bei bestimmten Krebserkrankungen, enthält die Bakterienflora im Mund eine große Zahl an schädlichen Keimen. Neue Auswertungen von Studien legen nahe, dass pathogene Bakterien nicht nur im Zuge von chronischen Erkrankungen auftreten, sondern wahrscheinlich auch an deren Ausprägung beteiligt sind. Ob eine gute Mundhygiene die Entstehung dieser Krankheiten beeinflussen kann, ist noch nicht klar. Regelmäßiges Zähneputzen und eine Schonung der Mundschleimhaut schaden sicher nicht. Sie fragen sich, wie Sie Ihre Mundschleimhaut schonen können? Meiden Sie reizende und schädigende Substanzen wie Alkohol oder Rauchen.

Eine ausgeklügelte Strategie

Die Immunabwehr setzt auf eine perfekte Kombination aus schnellen Eingreiftruppen und langsameren, aber dafür gründlicheren Systemen.

Das Immunsystem erscheint uns so rätselhaft, weil wir es – anders als bei anderen Organen wie dem Herz, der Lunge oder der Leber – nicht sehen und nicht wahrnehmen können. Wenn wir eine Verletzung oder eine Entzündung im Körper haben, spüren wir irgendwo Schmerzen. Vielleicht nicht direkt am Ort des Geschehens, aber oft körperlich. Wenn also der Bauch wehtut oder die Schnittwunde am Finger pocht, dann sagen wir genau das. Niemand käme auf die Idee, zu sagen: „Oh, meine Immunzellen machen mir heute ganz schön zu schaffen." Und doch sind die Aktivitäten dieser Zellen dafür verantwortlich, dass die Nervenzellen aufmerksam und Beschwerden für uns spürbar werden.

Angeborene Immunreaktion – die schnelle Eingreiftruppe

Haut und äußere Schleimhäute (zum Beispiel Mund, Nase usw.) bilden eine erste wichtige Barriere für Krankheitserreger. Sind sie geschwächt oder verletzt, beispielsweise durch Hautverletzungen, Verbrennungen, Durchblutungsstörungen oder Strahlenschäden, können Erreger überhaupt erst in den Körper eindringen. So erreichen sie das Gewebe und kommen nach kurzer Zeit mit der angeborenen Immunantwort in Kontakt. Wie der Name bereits sagt, ist dieser Teil des Immunsystems schon bei Geburt voll funktionsfähig. Die angeborene Immunabwehr erkennt Strukturen von Krankheitserregern wie Bakterien, Viren, Pilzen und anderen, die uns im Laufe der Evolution schon länger begleiten. Es handelt sich um Strukturen, die ein Erreger nicht einfach ablegen oder verändern kann, weil er sonst lebensunfähig wird. Wir erben von unseren Eltern die Information für diese Erkennungsstrukturen (Rezeptoren) und haben sie von Geburt an vorliegen. So kann das angeborene Abwehrsystem extrem schnell alles Körperfremde identifizieren und darauf reagieren.

Doch bevor dann die Immunzellen zum Einsatz kommen gibt es ein weiteres System, das in Aktion tritt, wenn Bakterien oder andere Erreger schnell verhaftet und eliminiert werden sollen. Das sogenannte Komplementsystem ist ebenfalls Teil des angeborenen Immunsystems und der frühen Phasen einer Infektion, arbeitet aber bei Bedarf eng mit dem adaptiven Immunsystem zusammen, das Sie im nächsten Kapitel kennenlernen. Seine wichtigsten Aufgaben sind das direkte Abtöten von Bakterien, das Anlocken von weiteren Leukozyten und die Markierung von Bakterien, damit sie von Fresszellen besser erkannt werden. Es besteht aus einer Gruppe von ungefähr 30 Proteinen, die im Blut und anderen Körperflüssigkeiten vorhanden sind. Wenn keine Infektion vorliegt, treiben diese Proteine in einer inaktiven Form durch den Körper. Das ändert sich, wenn ein Krankheitserreger auftaucht. Dann wird eines dieser Komplementproteine durch einen enzymatischen Vorgang aktiviert. Dadurch kann es mit weiteren Komplementproteinen in Wechselwirkung treten und diese wiederum mit weiteren und so weiter und so fort. Das löst eine Reaktionskaskade aus, die die Erregerabwehr aktiviert.

Zellarten des angeborenen Immunsystems

Monozyten und Makrophagen: Makrophagen sind die „erwachsenen“ Monozyten. Monozyten werden im Knochenmark gebildet und reisen ein bis zwei Tage im Blut durch den Körper. Dann wandern sie in die verschiedenen Organe und entwickeln sich zu Makrophagen weiter, die mehrere Monate alt werden können. Makrophagen sind Fresszellen, die Erreger im Ganzen verspeisen und deren Bruchstücke auf ihrer Oberfläche für andere Abwehrzellen präsentieren. Man nennt sie daher auch antigenpräsentierende Zellen.

Granulozyten: Granulozyten werden bei Infektionen vermehrt im Knochenmark gebildet und in großer Zahl in die Entzündungsregion entsandt. Von den Granulozyten gibt es drei Unterarten: neutrophile, basophile und eosinophile. Neutrophile Granulozyten (kurz: Neutrophile) töten kleine Krankheitserreger vorwiegend, indem sie diese in kleine Bläschen aufnehmen. Basophile und Eosinophile sind auf die Abwehr von großen Parasiten und Würmern spezialisiert. Um sie zu töten, setzen sie toxische Substanzen frei.

Dendritische Zellen: Dendritische Zellen haben ihren Namen von der Zellform mit zahlreichen Verästelungen oder Ärmchen. Sie nehmen – im Unterschied zu Makrophagen – auch Bruchstücke von Erregern auf und präsentieren sie auf ihrer Zelloberfläche dem erworbenen Immunsystem. Dendritische Zellen bilden sozusagen das wichtigste Shuttlesystem zwischen dem Ort einer Infektion und dem erworbenen Immunsystem (siehe S. 17). Ohne dendritische Zellen würde kaum eine erworbene Immunantwort starten können, sie sind ein Bindeglied zwischen angeborener und erworbener Immunantwort.

Wenn Erreger im Körper auftauchen, gehen die Zellen folgendermaßen vor: Nach kurzer Zeit stoßen die Fresszellen (Makrophagen und Neutrophile) im Blut oder Makrophagen in einem Gewebe auf die Eindringlinge und vertilgen sie. Tatsächlich umschließen sie die Erreger und nehmen sie in sich auf. Werden auf diese Weise alle Erreger getötet, kehrt wieder Ruhe ein. Sind die Fresszellen von der schieren Erregermenge überfordert, verdauen sie die in sich aufgenommenen Erreger in kleine Bruchstücke und präsentieren diese auf ihrer Zelloberfläche. Wie Phantombilder zeigen diese Stücke anderen Immunzellen, wonach sie Ausschau halten müssen. Zugleich rufen sie mithilfe von bestimmten Botenstoffen, den Zytokinen, nach Verstärkung. Ähnlich wie Makrophagen gehen die dendritischen Zellen vor. Haben sie einen Krankheitserreger in sich aufgenommen, schütten sie Zytokine aus, um Zellen aus der Umgebung anzulocken. Dann wandern sie mit dem Lymphstrom in die Lymphknoten und präsentieren den dort anwesenden Zellen ihren Fang.

ZYTOKINE – TWITTER DER IMMUNZELLEN: Unter dem Begriff Zytokine fasst man eine für das Immunsystem sehr wichtige Gruppe von Proteinen zusammen, die Wachstum, Aktivierung und Differenzierung von Zellen, aber auch den Zelltod, anstoßen und regulieren können. Dafür stehen sie in einem engen Austausch.

DIE KOMMUNIKATIONS-MANAGER

Zytokine werden unter anderem von Makrophagen, Lymphozyten und natürlichen Killerzellen gebildet. Sie sorgen dafür, dass jeder weiß, was zu tun ist.

- Interferone (IFN): Sie weisen Zellen an, Proteine zu bilden, die sie gegen Infektionen durch Viren widerstandsfähiger machen. Interferone stimulieren das Immunsystem und wirken dadurch auch der Entstehung von Tumoren entgegen. Sie kommen bei antiviralen Medikamenten, etwa zur Behandlung von Hepatitis B und C, zum Einsatz.

- Interleukine (IL): Die Gruppe der Interleukine umfasst mindestens 41 Mitglieder. Sie dienen der Kommunikation der Leukozyten untereinander und sind somit für die koordinierte Verteidigung gegen Krankheitserreger oder Tumorzellen wichtig. Das Interleukin 1 (IL-1) etwa wirkt auf eine Vielzahl von Zellen, die an Immun- und Entzündungsreaktionen beteiligt sind. Zudem ist es an der Zellentwicklung im Knochenmark und im Thymus beteiligt und begünstigt die Aktivierung reifer Zellen.

- Tumornekrosefaktor alpha (TNF alpha): Er wird überwiegend von Makrophagen (Fresszellen) ausgeschüttet und entscheidet über Zellteilung, Zelltod und Zelldifferenzierung. Der TNF löst Fieber aus. Eine Überproduktion von TNF wird auch bei einigen Tumoren oder AIDS gefunden.

- Koloniestimulierende Faktoren (CSF): CSFs sind Wachstumsfaktoren, die die Vermehrung und Reifung von Blutzellen und die Reifung von Knochenmarkstammzellen beeinflussen. Sie werden von verschiedenen Organen (Leber, Niere, Muskel, Knochenmark) und Zellen (T-Zellen, Makrophagen, Hautzellen) produziert. CSF werden bei der Behandlung von Knochenmarkspendern vor der Spende eingesetzt, damit Stammzellen aus dem Knochenmark ins Blut abgegeben werden und für die Spende gewonnen werden können.

- Myokine und Adipokine: Diese beiden Gruppen sind Zytokine (und andere Botenstoffe), die nach ihrem Bildungsort benannt werden. Myokine werden im Muskelgewebe von den Muskelzellen produziert, vor allem bei intensiver Muskelbeanspruchung wie einem exzentrischen Krafttraining. Das bekannteste Myokin ist das IL-6. Adipokine dagegen werden im Fettgewebe gebildet. Leptin etwa war eines der ersten, das man in der Forschung entdeckt hatte. Es ist unter anderem an der Steuerung von Hunger- und Sättigungsgefühl beteiligt.

Dabei ist die Funktion der Zytokine nicht immer eindeutig. Wie kleine Wechselbäumchen kann ein bestimmtes Zytokin verschiedene Funktionen haben, unterschiedliche Zytokine dieselbe Wirkung, sie können in bestimmten Kombinationen ihr Signal verstärken oder gegensätzlich wirken. Beispielsweise können sie unter bestimmten Bedingungen proinflammatorisch, also entzündungsfördernd, unter anderen Bedingungen antiinflammatorisch, also entzündungslindernd, wirken. Das tun sie häufig lokal, an dem Ort, wo Immunzellen aktuell Zytokine ausschütten. Der Effekt ist zeitlich begrenzt, sodass eine feine Steuerung in jeder Phase der Immunabwehr möglich ist und schnelle Änderungen erfolgen können. Einige werden, künstlich hergestellt, als Medikamente eingesetzt.

Ähnlich wie Makrophagen gehen die dendritischen Zellen vor. Haben sie einen Krankheitserreger in sich aufgenommen, schütten sie Zytokine aus, um Zellen aus der Umgebung anzulocken. Dann wandern sie mit dem Lymphstrom in die Lymphknoten und präsentieren den dort anwesenden Zellen ihren Fang. Durch den Zytokinschwall kommen neutrophile Granulozyten, kurz Neutrophile, angeflitzt, die sehr rabiat vorgehen. Entweder töten sie Erreger mithilfe von Giftstoffen oder sie verschlucken sie im Ganzen. Nach wenigen Tagen sind Neutrophile erschöpft und sterben ab. Auf diese Weise wird an Ort und Stelle die Anzahl der Erreger so gut es geht verringert. Wenn es aber zu viele Bakterien oder Viren sind, reichen diese Maßnahmen nicht aus, um eine Infektion zügig einzudämmen. Dann zündet die zweite, spezifische Stufe der Immunantwort, auf die wir im Folgenden näher eingehen.

Adaptive Immunreaktion – der Blick fürs Detail

Der Teil der Immunabwehr, der nicht so unspezifisch alles Fremde ausschaltet wie die Zellen der angeborenen Immunabwehr, ist die adaptive, erworbene oder spezifische Immunabwehr.

Während praktisch alle Lebewesen eine Form eines angeborenen Abwehrsystems besitzen, haben nur Wirbeltiere ein solches spezifisches adaptives Immunsystem. Es ist extrem detailverliebt und besteht aus zwei großen Zellgruppen: den B- und T-Zellen. Eine fertig ausgebildete (ausdifferenzierte) T- und B-Zelle fühlt sich nur für einen einzigen Erreger beziehungsweise nur für ein Bruchstück eines Erregers zuständig. Das ist zwar deutlich zielgerichteter, aber auch langsamer. Warum das so ist, erfahren Sie gleich.

DAS IMMUNSYSTEM HAT EIN GEDÄCHTNIS: Eine besondere Eigenschaft des adaptiven Immunsystems ist, dass es ein immunologisches Gedächtnis bilden kann. Sobald Sie mit einem Krankheitserreger in Kontakt gekommen sind, speichert das adaptive Immunsystem in Form von Gedächtniszellen die charakteristischen Merkmale des Erregers ab. Bei einem erneuten Kontakt läuft die Reaktion darauf schneller an und verhindert eine Erkrankung komplett oder schwächt sie deutlich ab. Dieses Prinzip machen sich Impfungen zunutze.

Die T-Zellen und B-Zellen verfügen über eine riesige Bibliothek an Oberflächenstrukturen, sogenannten Rezeptoren. Diese entstehen durch zufälliges Mischen und Neukombinieren von kurzen Genstücken, sodass ein Repertoire von rund 100 Milliarden möglichen Rezeptoren entsteht. Die genaue Zahl kennt niemand. Damit gibt es für jeden auf der Erde vorhandenen Erreger in unserem Körper bereits die passende B-Zelle, T-Zelle oder beide. Sie finden das unglaublich? Es wird noch besser: Denn das Immunsystem hat nicht nur für die auf der Erde vorhandenen Erreger die passenden B- oder T-Zellen, auch für Viren und Strukturen, die es noch gar nicht gibt, liegen bereits die passenden Strukturen vor.

Jede B- oder T-Zelle erkennt also genau eine Struktur. Auf ihrer Oberfläche trägt sie viele Tausende identische Rezeptormoleküle, die alle nur mit dem einen exakt passenden Gegenstück reagieren. Passen dürfen natürlich nur körperfremde Strukturen (körperfremde Antigene). Daher wird eine T-Zelle bei ihrer Überprüfung im Thymus getestet. Erkennt eine T-Zelle Körpereigenes, so würde sie eine Autoimmunreaktion auslösen und die Immunabwehr würde sich gegen den eigenen Körper richten (siehe S. 31). Diese T-Zellen werden folglich ausgemustert und sterben. Nur diejenigen, die Rezeptoren für körperfremde Antigene auf ihrer Oberfläche tragen und körpereigene Strukturen nicht erkennen, werden in den Blutkreislauf entlassen. Bei den B-Zellen geschieht diese Auswahl im Knochenmark.

Trifft nun eine T-Zelle auf das passende Gegenstück an körperfremdem Antigen, also einen Makrophagen oder eine dendritische Zelle, die auf ihrer Oberfläche Stückchen des verdauten Erregers präsentiert, wird sie aktiviert. Das bedeutet, sie teilt sich immer wieder, um sich zu vermehren. Die neuen T-Zellen eint, dass sie alle dasselbe Rezeptormuster tragen. Sie unterscheiden sich aber in ihren Funktionen: Ein Teil dieser Zellen zieht los zum Ort der Infektion. Als T-Helferzellen können sie beispielsweise die Makrophagen wieder „aufladen", damit sie weiterhin Erreger fressen können. Außerdem aktivieren sie durch die Ausschüttung spezifischer Zytokine die Produktion von Antikörpern durch passende B-Zellen. Eine Unterfraktion der T-Zellen, die sogenannten zytotoxischen T-Zellen (CTL), ist darauf spezialisiert, infizierte Zellen zu töten. Nochmals andere T-Zellen aktivieren B-Zellen in der Milz oder den Lymphknoten. Auch B-Zellen sind so einzigartig wie T-Zellen. Ist nach einigen Tagen die passende B-Zelle gefunden, so teilt sie sich ebenfalls, um eine große Anzahl zu produzieren. Denn B-Zellen haben eine einzigartige Funktion: Sie können Antikörper gegen genau ein Antigen herstellen. Insgesamt dauert es etwa eine Woche, bis die T- und B-Zell-Antwort richtig Fahrt aufnimmt.

ANTIKÖRPER – KLEBRIGES KONFETTI: Plasmazellen, die aus B-Zellen reifen, werfen Antikörper aus, um Strukturen zu fangen, die wie ein Schlüssel (Antigen) ins Schloss (Antikörper) passen. Pro Sekunde kann eine Plasmazelle bis zu 2 000 Antikörper ausschütten. Diese können an Erreger binden und sie handlungsunfähig machen, Erreger oder infizierte Zellen für Fresszellen markieren oder sie mithilfe des Komplementsystems unschädlich machen.

Sobald der Angriff des Krankheitserregers eingedämmt ist, muss wieder Ruhe einkehren. Die eingebaute innere Uhr der riesigen Mengen an T- und B-Zellen sorgt wie eine abgelaufene Zeitschaltuhr dafür, dass sie absterben und ihre Zellbestandteile recycelt werden. Zusätzlich sorgt eine weitere Spezies der T-Zellen, die regulatorischen T-Zellen oder T_{regs}, dafür, dass die Immunreaktion gestoppt wird. Sie sind von größter Wichtigkeit, damit Entzündungsprozesse, die sinnvoll sind, um Erreger zu vernichten oder anderweitige Schäden abzuwenden, nach getaner Arbeit wieder abklingen. Auch im Zusammenhang mit Autoimmunerkrankungen oder Tumoren sind sie wichtig. T_{regs} müssen beherzt, aber nicht zu stark eingreifen. Sie dürfen auch nicht zu verhalten reagieren, sonst können Allergien und Autoimmunerkrankungen entstehen. Wie sensibel oder

EINE RAFFINIERTE ABWEHR

Die Mannschaft des Immunsystems hat zwei unterschiedliche Abwehrlinien, die vor allem wegen der regen Kommunikation so erfolgreich sind.

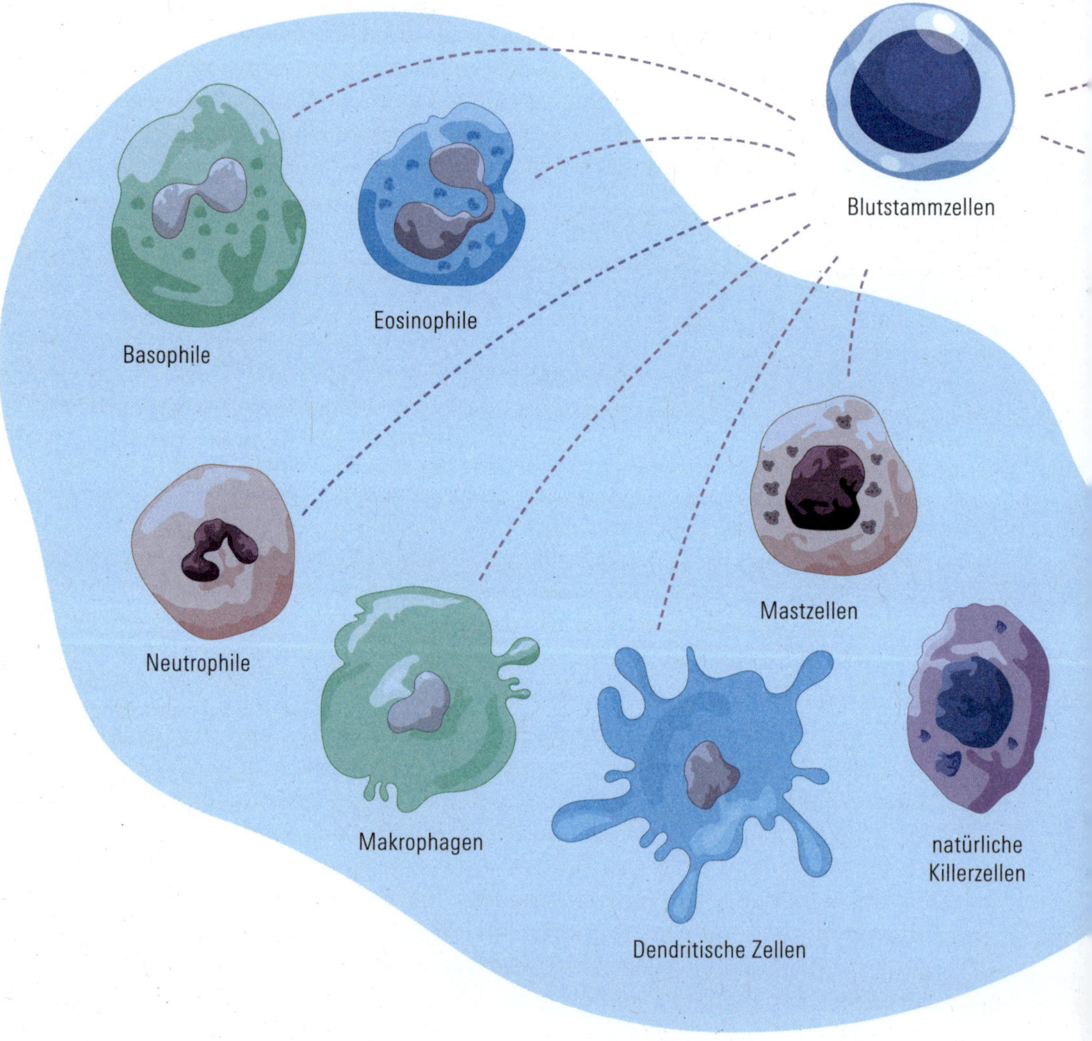

ANGEBORENE IMMUNABWEHR

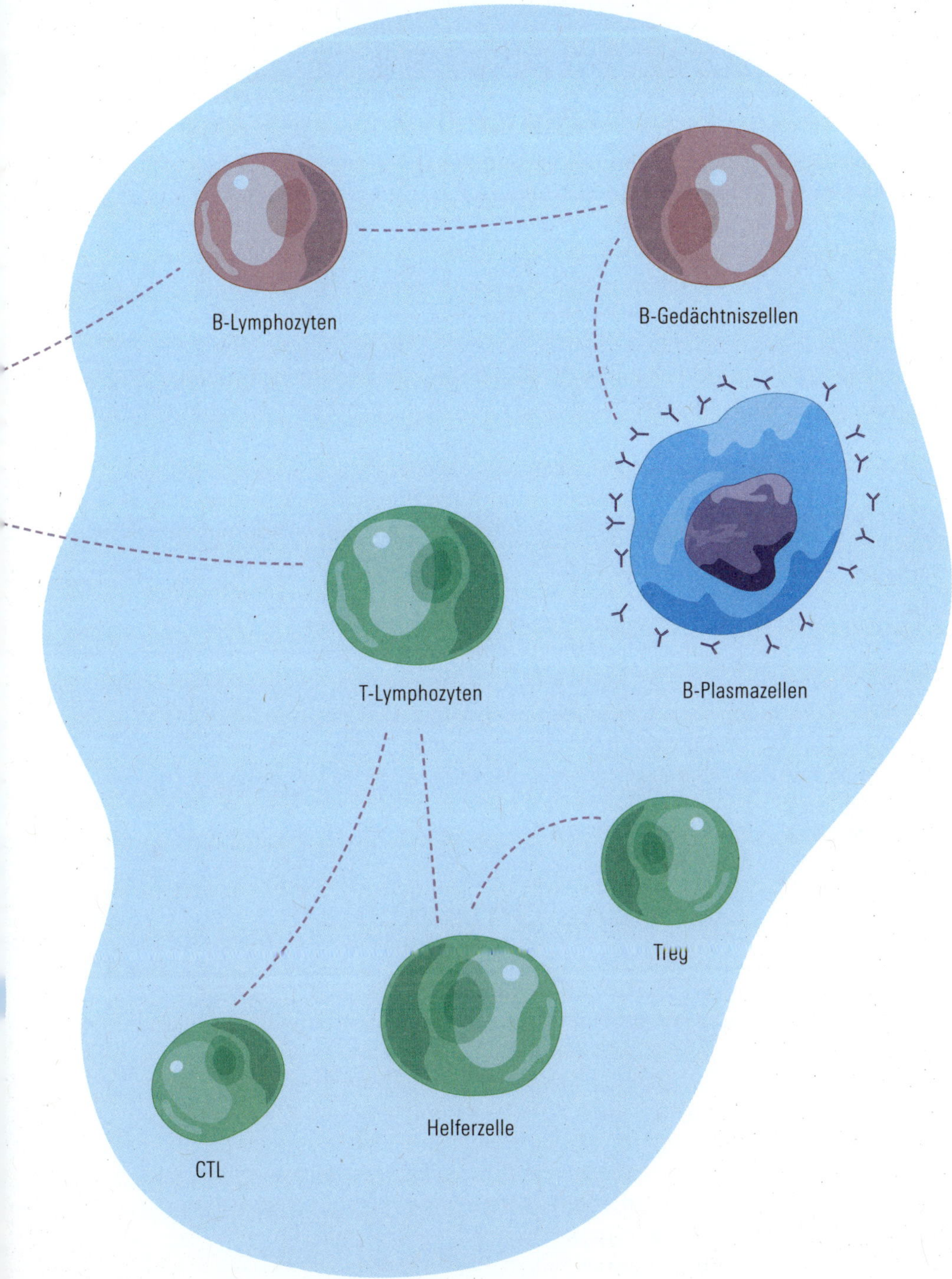

ERWORBENE IMMUNABWEHR

aggressiv T_{regs} reagieren, ist zu einem Teil durch die Gene bedingt. Doch auch Schlaf, Bewegung, Ernährung – und damit Stress – haben Einfluss.

Einige der durch den Erregerkontakt aktivierten B- und T-Zellen entwickeln sich nun zu Gedächtniszellen. Sie bleiben erhalten, auch wenn das Antigen, für das sie spezifisch zuständig sind, nicht mehr vorhanden ist. Sie ziehen sich in die Milz und die Lymphknoten zurück. Für viele Krankheiten hält die Erinnerungsfähigkeit sehr lang an. Untersuchungen haben gezeigt, dass die Halblebenszeit der T-Gedächtniszellen etwa acht bis fünfzehn Jahre beträgt. Innerhalb dieser Zeit nimmt die Stärke der T-Zell-Reaktion um die Hälfte im Vergleich zur Stärke der Ausgangsreaktion ab. Trotz dieser Abnahme bleibt die Erinnerung an die meisten Erreger aber für viele Jahre bis Jahrzehnte erhalten und kann schnell reaktiviert werden. Allerdings gibt es Erreger, gegen die trotz einer durchgemachten Infektion oder Impfung kein lang anhaltender Schutz aufgebaut wird. Dazu haben Bakterien und Viren unterschiedliche Mechanismen entwickelt.

So, einmal aufatmen. Das war ganz schön viel Biologieunterricht. Aber diese Basisinformationen über die Funktionalität der Körperzellen dienen zum besseren Verständnis der Immunabwehr und geben Ihnen Orientierung. Denn einige der genannten Begriffe werden Sie weiter durch dieses Buch begleiten und zeigen, warum Sie was tun können, um Ihr Immunsystem zu unterstützen. Schritt für Schritt lernen Sie, wie Sie das optimale Zusammenspiel des Immunsystems mit Ihrem Lebensstil unterstützen können.

Der feine Unterschied

Ein paar Details über unser Immunsystem gibt es aber noch zu wissen, bevor wir uns an einen Unterstützungsplan machen: Dass es die „Männergrippe" wirklich gibt, mag für viele Frauen nun wenig überraschend sein. Allerdings ist der Sachverhalt anders als gedacht. Während es Frauen naheliegend schien, dass Männer die Schwere ihrer Symptome übertreiben – also stärker leiden als notwendig –, zeigt die Wissenschaft deutlich, dass es zwischen genetischen Männern und genetischen Frauen Unterschiede in der Immunfunktion und Immunreaktion gibt. Männer mögen mehr Muskeln haben und für den gleichen Job mehr Geld verdienen, doch immunologisch betrachtet sind sie Frauen deutlich unterlegen.

Infektionskrankheiten können Männern tatsächlich stärker zu schaffen machen als Frauen. Weltweit sterben mehr Männer an Infektionen, in der westlichen Welt ist ihre Lebenserwartung geringer, Magengeschwüre sind bei ihnen bis zu viermal häufiger, das Risiko, Krebs in Organen zu bekommen, die Männer und Frauen haben, ist für Männer höher. Und wenn Frauen an Krebs erkranken, so sind ihre Überlebenschancen besser. Frauen reagieren auf Infektionen immunologisch stärker, bilden besser passende Antikörper und ein besseres Immungedächtnis. Der Menstruationszyklus ist ein wichtiger Taktgeber, der für Unterschiede zwischen Männern und Frauen verantwortlich ist. Die hormonellen Schwankungen, die sich im Monatszyklus ergeben, beeinflussen das Immunsystem nicht unerheblich. Nach der Menstruation bis zum Eisprung (Follikelphase) steigen die Östrogenkonzentrationen, Anzahl an Antikörpern und das Entzündungsgeschehen an. Das hilft dem Körper, sich auf eine mögliche Schwangerschaft vorzubereiten. Allergien und Autoimmun-Symptome flackern in dieser Phase häufig auf. Nach dem Eisprung fällt das Östrogen stark ab und das Progesteron (Gelbkörperhormon) steigt stark an. Das verringert die Entzündungsvorgänge und die Immunantwort. Sollte eine Befruchtung stattfinden, wird so sichergestellt, dass das Immunsystem den Embryo nicht angreift. Allerdings geht das auch mit einem erhöhten Risiko für eine Infektion einher, während Allergiesymptome eher abnehmen. Gegen Ende des Zyklus und während der Menstruation sind das Östrogen und das Progesteron an einem Tiefpunkt. Entzündungsprozesse nehmen dann wieder Fahrt auf. Während einer Schwangerschaft, der Geburt und Stillzeit besteht die Gefahr, dass Frauen ihr Baby mit Krankheitserregern anstecken. Das hat – je nach Erreger – fatale Folgen. Da sie also ihren Nachwuchs gefährden könnten, benötigen Frauen eine stärkere Immunabwehr, um selbst gar nicht erst zu erkranken.

DAS ENTSCHEIDENDE X-CHROMOSOM: Eine aktuelle Hypothese geht davon aus, dass das zweite X-Chromosom bei den Frauen eine entscheidende Rolle spielt. Auf dem X-Chromosom liegen viele Abschnitte, die Immungene regulieren können. Eines der beiden X-Chromosomen wird nach der Befruchtung inaktiviert. Jahrzehntelang dachte man, dass es komplett abgeschaltet wäre (X-Inaktivierung). Doch offenbar hat der weibliche Körper die Möglichkeit, bei Bedarf auf das zweite X-Chromosom zuzugreifen („escape from X-inactivation“).

So können Frauen auf der Oberfläche ihrer neutrophilen Granulozyten mehr unterschiedliche Mustererkennungsrezeptoren ausstellen als Männer, wodurch sich Krankheitserreger schneller identifizieren lassen. Jeden Tag werden rund 100 Milliarden Neutrophile im Knochenmark hergestellt – und jeder neutrophile Granulozyt nutzt Informationen von den X-Chromosomen. Unterschiedliche Typen von Immunzellen sind aktiver oder arbeiten effektiver. Diese stärkere Aktivität des Immunsystems führt bei Frauen dazu, dass sie nach Impfungen mehr Antikörper bilden und die Wirksamkeit der Impfung größer ist. Allerdings bezahlen Frauen für diesen Vorteil unter Umständen einen hohen Preis. Denn offenbar sind die zahlreichen Immunzellen besonders selbstkritisch. An Autoimmunerkrankungen, bei denen sich das Abwehrsystem gegen den eigenen Körper richtet, erkranken mit 78 Prozent überwiegend Frauen. Zwar sind das komplexe Krankheiten, deren Ursachen häufig noch nicht im Detail verstanden sind, aber es ist auffällig. Vielleicht liegt es an der Reaktionsfreudigkeit der weiblichen Immunzellen. Vielleicht aber auch daran, dass auf dem X-Chromosom viele Gene liegen, die an der Entstehung von Autoimmunerkrankungen beteiligt sind. Doch auch die hormonellen Schwankungen im Menstruationszyklus oder während einer Schwangerschaft können am Auftreten einer Autoimmunerkrankung beteiligt sein. Es ist also tatsächlich etwas Wahres dran: Männer erkranken häufiger an Infektionskrankheiten und fühlen sich dabei auch stärker krank als Frauen. Die profitieren zwar durch das zweite X-Chromosom von einem besonderen Schutz vor Infektionen, tragen dafür aber ein höheres Risiko für Autoimmunerkrankungen. Weder Frauen noch Männer haben eine Wahlmöglichkeit, welche genetische Ausstattung ihr Immunsystem verwenden soll. Es ist, wie es ist. Dennoch sind die Ergebnisse der Forschung der letzten Jahre sehr spannend. Denn in der Vergangenheit wurde Forschung zu Krankheiten, Therapien und Medikamenten fast ausschließlich an Männern gemacht. Inzwischen zeigt sich immer deutlicher, dass Ergebnisse von Männern nicht unbedingt auf Frauen übertragbar sind. Teilweise sind die Symptome von Krankheiten andere. Da über einen langen Zeitraum jedoch nur die „männlichen" Symptome gelehrt wurden, hat das für Frauen häufig zur Folge, dass die Ursache ihrer Beschwerden nicht so schnell erkannt werden wie bei Männern, oder ihre Beschwerden nicht so ernst genommen werden. Auch Medikamente wirken nicht unbedingt gleich. Da ungefähr jeder zweite Erdenbewohnende eine Frau ist, wird es höchste Zeit, dass auch die Medizin diese Tatsache stärker berücksichtigt.

Die Brandherde im Körper

Entzündungen sind das Grundprinzip der Immunreaktion. Das Immunsystem selbst verursacht Entzündungen, sorgt aber auch für deren Abklingen.

Nun kommen wir zu der angekündigten und wirklich wichtigen Information: Um zu verstehen, was genau Entzündungen und Entzündungsprozesse im Körper sind und welche wichtigen, aber auch fatalen Auswirkungen sie haben, ist es nötig, zu wissen, wie das Immunsystem arbeitet. Mit diesem Wissen verstehen Sie auch, wie die in diesem Buch beschriebenen Methoden wirken und was Sie selbst tun können, um das Immunsystem zu unterstützen. Körperliche Gesundheit hat sehr viel mit möglichst geringem und gut kontrolliertem Entzündungsgeschehen zu tun. Sehr vieles, was den Körper schädigt, lässt sich auf Entzündungen zurückführen. Gleichzeitig braucht der Körper Entzündungen zur Gefahrenabwehr: Das Immunsystem reagiert, beseitigt Probleme und beruhigt sich wieder. Heilung erfolgt also über den Weg der Entzündung.

UNTER DEM BEGRIFF „ENTZÜNDUNG“ kann sich jeder Mensch etwas vorstellen. In der lateinischen Krankheitsbezeichnung kennzeichnet die Endung „-itis“ eine Entzündung. Eine Wunde, die rot und heiß wird, schmerzhaft ist und anschwillt, hat sich entzündet. Rötung, Schmerzen, Anschwellen, Wärmeentwicklung und eingeschränkte Funktion sind die typischen Entzündungszeichen.

Doch Sie kennen auch viele andere Formen von Entzündungen, angefangen bei der Nagelbettentzündung über die Bindehaut-, Mittelohr-, Schleimbeutel- oder Blasenentzündung bis hin zu schweren Erkrankungen wie der Nierenbecken-, Lungen- oder Hirnhautentzündung, chronisch-entzündlichen Darmerkrankungen und vielen weiteren. Sogar die Blutgefäße können sich entzünden (Vaskulitis).

Vielleicht hatten Sie auch schon eine schmerzhaft entzündete Sehne, für deren Behandlung Ihnen Ihre Ärztin Kühlung empfohlen und Ibuprofen oder Diclofenac – also entzündungshemmende Medikamente – verschrieben hat. All diese Erkrankungen sind schmerzhaft, manchmal mit mehr oder weniger starkem Unwohlsein und Fieber verbunden. Wer eine solche Entzündung hat, weiß, dass er oder sie krank ist und sich schonen sollte, eventuell Medikamente nehmen oder sich sogar operieren lassen muss. Entzündung ist aber nicht gleich Entzündung. Eine Unterscheidung ist ganz wesentlich: Es gibt akute und chronische Entzündungen. Beide haben sehr unterschiedliche Bedeutungen für das Immunsystem.

Akut ist besser als chronisch

Die meisten Entzündungen entstehen durch Schädigungen in einem Gewebe, auf die das Immunsystem reagiert. Auslöser können Krankheitserreger ebenso sein wie Verletzungen der Haut, aber auch der Organe. Muskelkater nach einer ungewohnten Belastung? Dann spüren Sie die Auswirkungen der kleinen Schäden in den Muskelzellen. All das verursacht eine akute, anlassbezogene und örtlich begrenzte (lokale) Entzündung und das ist sinnvoll und notwendig. Durch die Ausschüttung von immunaktivierenden Botenstoffen, den bereits bekannten Zytokinen, werden bei jeder Störung des normalen Ablaufs Immunzellen in die betroffene Region gerufen und erzeugen durch ihr Wirken das entzündliche Geschehen (siehe S. 15). Die akute Entzündung ist der Weg zur Heilung. Solche Entzündungsprozesse sind für das Immunsystem gut zu kontrollieren. In ein paar Tagen oder Wochen ist die Situation in der Regel geklärt, das Gewebe heilt und die Entzündung klingt ab.

Viel bedrohlicher sind jedoch die Entzündungen im Körper, die nicht mit großem Schmerz einhergehen. Solche, die langsam, unbemerkt und von außen nicht sichtbar und spürbar entstehen, die über lange Zeit im Verborgenen schwelen wie eine kleine Flamme. Man spricht auch von Inflammation, das sich aus dem lateinischen „inflammare" herleitet und „anfachen/entzünden" bedeutet. Die kleine Flamme schafft es gerade, ein bisschen Reisig zu verbrennen, besitzt aber nicht die Kraft, das große Holzscheit zu „entzünden". Solche Entzündungen bleiben über einen langen Zeitraum – ab einer Dauer von vier Wochen spricht man von chronischen Entzündungen – und breiten sich im Körper aus (systemische Entzündungen). Sie fordern viel Energie, weil das Immunsystem stetig versucht, den Schwelbrand zu löschen und keine Zeit zur Regeneration bekommt. Das ist Schwerstarbeit für den Körper.

DAS MÜDE IMMUNSYSTEM: Durch chronische Entzündungen fehlt dem Körper Energie, um auch an anderen Stellen Gewebe zu reparieren oder Angriffe abzuwehren. Kommt dann ein Virus in der Nase vorbei, trifft es unter Umständen statt auf aufmerksame Immunzellen auf ein paar erschöpfte Kämpfer in den Zellen der Nasenschleimhaut. Darum gelten Menschen, die unter chronischen Entzündungen leiden, als Risikogruppe für schwere Verläufe von Infektionskrankheiten.

An chronischen Entzündungen ist aber nicht nur das Immunsystem beteiligt. Auch das neuronale System und das Hormonsystem sind involviert. Das konstant gegen die Entzündung anarbeitende Immunsystem aktiviert über die Ausschüttung bestimmter Zytokine (siehe S. 15) die Hypothalamus-Hypophysen-Nebennierenrinden-Achse, auch Stressachse genannt (siehe S. 53). Das führt zu einem Anstieg des Stresshormons Kortisol. Kortisol wiederum greift in alle wichtigen Stoffwechselvorgänge ein, zum Beispiel in die Blutzuckerregulation, den Fett- und Proteinstoffwechsel, die Entzündungssteuerung und die Regulation des Blutdrucks. Bei chronischen Entzündungen steht der Körper demnach dauerhaft unter hohem Stress.

Ein Dauerzustand schwächt das Immunsystem

Chronische Entzündungen entstehen also aus dem Zusammenwirken verschiedener Faktoren. Entweder heilt eine akute Entzündung nicht innerhalb weniger Tage bis zu drei Wochen ab, oder sie entwickelt sich nach und nach aufgrund einer dauerhaften Einwirkung von einem Zuviel an entzündungsfördernden Zytokinen und Substanzen im Körper. Eine einzige chronische Entzündung, z. B. der Nasennebenhöhlen, kann das Immunsystem häufig unter Kontrolle bringen. Die Voraussetzung dafür ist, dass die Verursacher weg-

SCHWELBRAND IM GANZEN KÖRPER

Während akute Entzündungen biologisch sinnvoll sind, entstehen durch chronische Entzündungen Schäden im ganzen Körper.

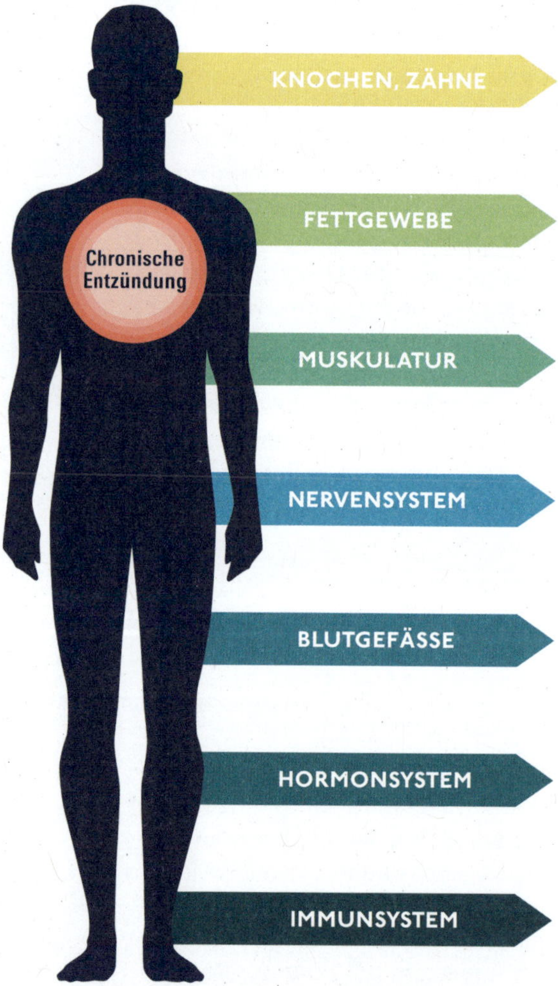

Osteoporose, Paradontitis
Vermehrte Aktivität knochenabbauender Zellen

Zytokine aus dem Fettgewebe
Sogenannte Adipokine halten das chronische Entzündungsgeschehen am Laufen

Muskelabbau
Abbau des Muskeleiweißes, schlechterer Allgemeinzustand, mehr Schmerzen

Unterdrückung der Glückshormone
Vermehrte depressive Stimmung, Müdigkeit, Abgeschlagen-, Appetitlosig- und Freudlosigkeit

Gefäßschädigung
Verengung der Gefäße (Atherosklerose), Risiko für Schlaganfall und Herzinfarkt steigt

Aktivierung der Stressachse
Vermehrte Ausschüttung von Kortisol, Erhöhung des oxidativen Stresses

Unregulierte Aktivierung
Durch fehlende Abschaltung der Immunantwort entsteht die chronische Entzündungsreaktion

fallen. Stellen Sie sich eine große Schüssel vor, die möglichst leer sein sollte. Alle entzündungsfördernden Faktoren sammeln sich in der Schüssel. Manche Auslöser sind durch den Lebensstil bedingt und lassen sich beeinflussen. Dazu zählen Rauchen, regelmäßiger Alkoholkonsum und alle Arten von Drogen, chronischer Stress, schlechter Schlaf, wenig Bewegung, ungesunde Ernährung und starkes Übergewicht. Wer hier gegensteuert, hält die Schüssel möglichst leer und tut dem Immunsystem einen Gefallen. Doch auch körperfremde Substanzen können Auslöser sein und sammeln sich in der Schüssel – beispielsweise Fremdkörper wie Piercings, Giftstoffe wie Tabakrauch (egal ob man selbst oder passiv raucht) oder Pflanzenschutzmittel, schädigende Substanzen wie Luftschadstoffe oder Medikamente und Allergieauslöser wie Tierhaare oder Pollen. Solche Ursachen sind schwieriger abzustellen. Und häufig bleibt es nicht bei einem einzigen, klar umrissenen Entzündungsprozess.

Am Beispiel Rauchen lässt sich zeigen, wie ein Effektor das Körperinnere kurzfristig und langfristig beeinflussen kann. Denn Rauchen schädigt nicht nur das Lungengewebe massiv, sondern stürzt den ganzen Körper in eine Krise. Bei jedem Zug an einer Zigarette werden Unmengen an Giftstoffen in den Körper gebracht, überall verteilt und im Gewebe abgelagert. Dort schädigen sie Zellen, worauf das Immunsystem mit einer Entzündung reagiert. Schon im Mund entzünden sich das Zahnfleisch und der Zahnhalteapparat (Parodontitis). Die Inhaltsstoffe des Tabaks begünstigen die Produktion entzündungsfördernder Botenstoffe und das Absinken der Antikörper auf den Schleimhäuten. Das heißt: Raucher, die unter einer chronisch-entzündlichen Autoimmunerkrankungen wie Rheuma leiden, verschlimmern den Krankheitsverlauf zusätzlich.

Ganz abgesehen davon, dass die Blutzirkulation durch Rauchen generell vermindert und der Blutdruck erhöht wird. Da das im Tabakrauch enthaltene Gas Kohlenmonoxid stärker an die für den Sauerstofftransport zuständigen roten Blutkörperchen (Erythrozyten) bindet, werden Gewebe und Muskulatur weniger gut mit Sauerstoff versorgt. In schlechter versorgten Geweben treten wiederum vermehrt Schädigungen an Zellen auf, woraufhin dann erneut das Immunsystem anrücken muss und eine Entzündung entsteht. Ein Teufelskreis. Raucherinnen und Raucher haben daher häufig fünf- bis zehnfach höhere Werte an Makrophagen in der Lunge. Ähnliches bewirken die anderen genannten Auslöser. Wie Sie dieses Entzündungsgeschehen beeinflussen können, erfahren Sie in den späteren Kapiteln.

Das Streben nach Balance

Besonders schädlich sind Auslöser für chronische Entzündungen, wenn mehrere gleichzeitig oder über einen langen Zeitraum hinweg auftreten. Die Verringerung der Entzündungsherde im Körper ist daher der wichtigste Angriffspunkt für ein Immunsystem in Balance. Überall liest man, dass das Immunsystem „gestärkt" werden soll. Und ja, unser Immunsystem soll wehrhaft sein. Doch anders, als es uns die Werbung glaubhaft machen möchte, ist es nicht sinnvoll, das Immunsystem über die normale und angemessene Immunreaktion hinaus zu stärken. Es lässt sich jedoch leicht schwächen. Alle genannten Auslöser für chronische Entzündungen führen dazu, dass das Immunsystem geschwächt wird und seine Arbeit nicht optimal verrichten kann. Die Anfälligkeit für Infektionen ist erhöht. Dann ist das Ziel, die normale Immunfunktion wiederherzustellen

IHR IMMUNKOMPASS: Sie möchten besser einschätzen können, wie gut Sie schon jetzt mit Ihrem Immunsystem umgehen und wo es eventuell noch Verbesserungsmöglichkeiten für Sie gibt? Nutzen Sie einfach die Checkliste ab S. 150. Mit den Informationen aus den kommenden Kapiteln können Sie diese Checkliste nach und nach vervollständigen und erhalten so eine Übersicht über Bereiche, in denen Sie schon vieles gut machen, aber auch über vorhandene Schwachstellen.

In den folgenden Kapiteln erfahren Sie, wie Sie Ihr Immunsystem in einem solchen Fall unterstützen können, damit es zu seiner gewohnten Funktion zurückkehren kann. Wünschenswert ist es, ein gesundes Gleichgewicht zu erreichen, damit das Immunsystem uns schützt, indem es reagiert, wo und wann immer es nötig ist, aber gleichzeitig nur spezifisch auf tatsächliche Bedrohungen anspringt: Krebszellen soll es erkennen, normale Zellen nicht. Parasiten und Krankheitserreger schon, Pollen nicht. Ist an nur einer Stelle eine Weiche falsch gestellt, kommt es zu Allergien oder Autoimmunerkrankungen.

Damit das Immunsystem in Balance sein kann, braucht es die Möglichkeit zur Regeneration. Regeneration wiederum ist nur möglich, wenn keine unnötigen, belastenden chronischen Entzündungen im Körper vorhanden sind. Und genau deshalb sind Entzündungen in diesem Buch immer wieder ein Thema.

Wenn das Immunsystem falsch abbiegt

In jedem noch so perfekten System passieren Fehler. Und auch das Immunsystem verlässt hin und wieder seine Route.

Ganz gleich, um welche Art der Störung es geht – in den meisten Fällen ist „nur" die Regulation der Immunantwort gestört. Dadurch gerät jedoch das empfindliche Gleichgewicht aus Inflammation (Entzündung) und Anti-Inflammation aus dem Takt. Bei krankhaften Immundefekten oder unter medikamentöser Immunsuppression (Unterdrückung des Immunsystems) können bestimmte Populationen von Immunzellen fehlen oder nicht funktionsfähig sein. Dann ist die Immunantwort schlecht. Aber bei immungesunden Personen sind überschießende Immunreaktionen sehr selten.

EIN BEISPIEL FÜR DIESES SELTENE PHÄNOMEN ist der Zytokinsturm, mit dem manche an COVID-19 (oder anderen Infektionskrankheiten) erkrankte Personen zu kämpfen haben. Dabei ist die Immunantwort fehlreguliert und wird unnötig stark angefacht. In allen anderen Fällen ist die Antwort des Immunsystems weder überschießend noch ungenügend, sondern, wie im Fall von Allergien und Autoimmunerkrankungen, fehlgeleitet.

Bei gesunden Menschen toleriert das Immunsystem harmlose Fremdstoffe oder körpereigene Strukturen – entweder, indem es sie einfach ignoriert, oder, indem es gezielt mit Maßnahmen gegen eine Immunantwort reagiert. Bei einer berechtigten Immunreaktion gegen einen Erreger entstehen durch die lokale Entzündungsreaktion immer auch Kollateralschäden am gesunden Gewebe. Wenn es aber eigentlich nichts abzuwehren gibt, wird die fehlerhafte und unnötige Entzündung des gesunden Gewebes zum Problem. Sowohl bei Allergien als auch bei Autoimmunerkrankungen ist genau dieser Prozess gestört. Bei Allergien ist die Reizschwelle von Teilen des Immunsystems heruntergesetzt, sodass sich die Abwehr dann gegen körperfremde, aber harmlose Stoffe aus der Umwelt richtet. Bei Autoimmunerkrankungen bricht das Immunsystem eine seiner wichtigsten Grundregeln, nämlich die, dass es körpereigene Strukturen nicht angreifen darf. Reize, die normalerweise nicht zu einer Immunreaktion führen, können eine gegen den Körper gerichtete Immunantwort auslösen. Sowohl bei Allergien als auch bei Autoimmunerkrankungen geht also die Erkennung von bekämpfungswürdigen Reizen durch die adaptive Immunabwehr schief. Bei beiden wirken bei der Entstehung Gene und Umwelt zusammen. Doch die Stärke der Immunantwort ist ähnlich, wie sie beim Zusammentreffen mit beispielsweise einem Parasiten erfolgen würde.

Allergien – Informationen falsch abgespeichert

Gemein ist allen Allergien, dass sie gegen harmlose Substanzen aus der Umwelt gerichtet sind. Das können solche Stoffe sein, die in den Körper gelangen, wie Pollen über die Schleimhäute oder Nahrungsbestandteile, oder solche, bei denen schon der Kontakt mit der Haut ausreicht (zum Beispiel Nickel). Man nennt diese Stoffe allgemein Allergene. Die Veranlagung, eine allergische Immunreaktion aufzubauen, nennt man Atopie. Oft treten Allergien in Familien gehäuft auf. Selten ist nur ein Gen verantwortlich. In den meisten Fällen sind es mehrere bis viele. Eine genetische Veranlagung bedeutet auch nicht, dass eine Allergie (oder Autoimmunerkrankung) zwangsläufig auftreten muss. Vielmehr ist das Risiko zu erkranken höher oder geringer. In Deutschland wird geschätzt, dass etwa jeder zweite Erwachsene zu einer allergischen Immunreaktion neigt. Ungefähr jeder Dritte leidet unter mindestens einer Allergie. Ist durch den Kontakt zu einem Allergen ein Immungedächtnis gegen diese Substanz entstanden, so reagiert das Immunsystem bei jedem neuen Kontakt mit einer klassischen Abwehrreaktion.

Viele Allergien können wir dem Immunsystem wieder abtrainieren. So, wie wir beim Sport die Intensität der Belastung langsam steigern und dem Körper die Möglichkeit geben, sich mit dem Bilden von Muskulatur anzupassen, so gehen wir auch bei der Behandlung von Allergien vor. Im Rahmen einer Hyposensibilisierung wird dem Körper zu Beginn der Behandlung eine winzig kleine Menge des Antigens gegeben, gegen das die Person allergisch ist. Im besten Fall reagiert das Immunsystem nicht darauf, weil es die kleine Menge nicht als ernsthafte Bedrohung wahrnimmt. Nach und nach – über Tage oder Wochen hinweg – steigt die Dosis ganz langsam und das Immunsystem lernt wieder angemessen zu reagieren.

Autoimmunerkrankungen – stark sein hilft nicht

Etwa fünf Prozent der Weltbevölkerung entwickeln im Laufe des Lebens eine Autoimmunerkrankung. Relativ häufig sind Diabetes Typ 1, rheumatoide Arthritis, Morbus Crohn oder multiple Sklerose. Doch es gibt viele weitere. Autoimmunerkrankungen entstehen vermutlich durch eine Fehlsteuerung des Immunsystems. Die Immunzellen richten ihren Angriff gegen körpereigene Zellen oder Gewebe und verursachen dabei massiven Schaden.

DIE BALANCE HILFT: Nun wird klar, warum das Ziel sein sollte, so gute Voraussetzungen zu schaffen, dass das persönliche Risiko für die Entstehung von Krankheiten – egal ob von Autoimmunerkrankungen oder anderen Krankheiten – möglichst gering ist. Ein starkes Immunsystem allein reicht nicht, wenn es die Weichen falsch gestellt hat und den eigenen Körper angreift.

Bei der Entstehung von Autoimmunerkrankungen spielen insbesondere drei Faktoren zusammen: Gene oder eine genetische Veranlagung, Vorerkrankungen (zum Beispiel bestimmte Infektionen) und Umweltfaktoren (zum Beispiel Ernährung oder Schadstoffe). Daher können unterschiedliche Kombinationen an Faktoren dieselbe Autoimmunkrankheit auslösen. Wenn sich die ersten Beschwerden bemerkbar machen, liefen die entzündlichen Prozesse im Körper schon seit Jahren im Verborgenen ab und konnten nach und nach das Gewebe schädigen. Wie man inzwischen weiß, schafft es das Immunsystem sogar in den meisten Fällen, die gegen das Selbst gerichteten Prozesse phasenweise zu stoppen und in einen Ruhezustand zurückzukehren. Wenn das jedoch nicht dauerhaft gelingt, entsteht ein Teufelskreis: Eine bestimmte Situation in einem Gewebe verlangt nach dem Eingreifen des Immunsystems. Die Immunreaktion entfacht eine Entzündung im Gewebe, die wiederum das Immunsystem anregt, vor Ort aktiv zu werden. Das befeuert die Entzündung weiter. So wird das Entzündungsgeschehen immer weiter aufrechterhalten oder regelmäßig neu angefacht, was früher oder später zu Krankheitsanzeichen führt. Warum und wann das Immunsystem die Fähigkeit verliert, diese körperschädigenden Vorgänge zu stoppen, wird noch erforscht. Man vermutet, dass Krankheitserreger sich tarnen, um sich vor dem Immunsystem zu verstecken. Dazu bilden sie Strukturen, die denen im menschlichen Körper ähnlich, aber nicht identisch sind. Das Immunsystem erkennt diese Strukturen und reagiert darauf. Im Eifer des Gefechts kann es die fremden Strukturen mit eigenen verwechseln und fälschlicherweise körpereigenes Gewebe angreifen. Autoimmunerkrankungen sind im herkömmlichen Sinne meist nicht heilbar. In der Regel werden Medikamente verabreicht, die das fehlgeleitete Immunsystem unterdrücken (Immunsuppressiva). Das stoppt zwar häufig das Fortschreiten der Autoimmunerkrankung und lindert die Beschwerden, doch macht es die Betroffenen häufig auch anfälliger für Infektionen und Krebserkrankungen, weil das Immunsystem durch die Medikamente quasi in einen Schlafzustand versetzt wird. Autoimmunerkrankungen können sich aber auch zurückbilden. Manchmal geschieht das spontan, manchmal durch eine erfolgreiche Therapie. In diesen Fällen gelingt es, den Teufelskreis aus sich erhaltendem Entzündungsgeschehen zu durchbrechen und in einen beruhigten Zustand zurückzukehren.

Krebs – wenn die Immunkontrolle scheitert

Bösartige Tumore bestehen aus Zellen, die sich nicht mehr an die Regeln halten. Sie teilen sich unkontrolliert, dringen in sie umgebende Gewebe ein und verdrängen oder zerstören diese. Im weiteren Verlauf können sich einzelne Zellen abspalten und auch an anderen Orten Tumore, sogenannte Metastasen, wachsen lassen. Die Ursache dafür, dass Krebs entsteht, sind Mutationen in der DNA-

Sequenz bestimmter Gene. Im Prinzip löst ein Leichtsinnsfehler bei der Zellteilung eine fatale Folge von Veränderungen in der Zelle aus. Beispielsweise werden Mechanismen zerstört, die normalerweise die ungehemmte Teilung von Zellen unterbinden. Eine Aufgabe des Immunsystems ist die immunologische Tumorüberwachung. Immunzellen wie die zytotoxischen T-Zellen und natürliche Killerzellen zirkulieren durch den Körper und töten entartete Zellen. Wie aber erkennen die Immunzellen, dass mit den Tumorzellen etwas nicht stimmt? Jede Körperzelle trägt kleine Fähnchen auf ihrer Zelloberfläche mit dem „Namen" des Menschen, zu dem sie gehört. Diese Fähnchen sind für jeden Menschen etwas verschieden. Das ist der Grund, warum man Organe nicht einfach von einer Person in eine andere versetzen kann. Das Immunsystem findet die fremden Strukturen auf dem neuen Organ und bekämpft es. Zellen präsentieren also, zu wem sie gehören. Krebszellen möchten dem Radar entgehen und programmieren die Zelle um, sodass sie weniger Erkennungsfähnchen tragen. Das macht Natürliche Killerzellen auf sie aufmerksam. Zudem können sich durch Mutationen in Krebszellen die Fähnchen verändern. Auch das können Immunzellen (CTL) erkennen.

VIREN ALS AUSLÖSER: Einige Tumorarten entstehen auch aufgrund einer Infektion mit bestimmten Viren. Humane Papillomviren (HPV) sind dafür ein Beispiel. Sie sind die Auslöser von Gebärmutterhalskrebs, aber auch von Krebs an Vulva, Scheide, Penis oder After sowie im Mund und Rachen. Obwohl die Viren es teilweise schaffen, der Immunantwort über einen langen Zeitraum zu entgehen, werden sie „sichtbar", wenn sie die befallenen Zellen umprogrammiert haben und diese beginnen, sich ungehemmt zu teilen.

Dass Menschen an Krebs erkranken, liegt daran, dass viele Tumore sich gut vor dem Immunsystem verstecken können und die Tumorzellen stetig weiter mutieren und so der Immunkontrolle immer zwei Schritte voraus sind. Es gibt sogar Tumore, deren Zellen Zytokine ausschütten, die das Immunsystem unterdrücken. Inzwischen setzt man in der Behandlung von Krebs auch auf eine sogenannte immunologische Tumortherapie (Checkpoint-Inhibitoren). Wenn die Struktur der Tumorproteinstückchen bekannt ist, die Tumorzellen auf ihrer Oberfläche zeigen, können gezielt dagegen gerichtete Antikörper eingesetzt werden. Außerdem kann man der an Krebs erkrankten

Person über das Blut T-Zellen entnehmen und diese im Reagenzglas gegen den Tumor abrichten (CAR-T-Zell-Therapie). Anschließend werden sie der kranken Person gespritzt und die Zellen flitzen los wie scharfe Hunde. Diese und andere Strategien dienen dazu, Krebs über eine Beeinflussung des Immunsystems zu bekämpfen.

Vielleicht fragen Sie sich, ob Sie selbst etwas unternehmen können, um Ihr Immunsystem für den Kampf gegen möglicherweise entstehende Krebszellen zu aktivieren. Grundsätzlich ist ein gesundes und sich in Balance befindliches Immunsystem immer etwas Gutes. Wenn Sie die Empfehlungen aus den folgenden Kapiteln in Ihren Alltag einbauen, wenn Sie gleichzeitig ein gesundes Körpergewicht haben und wenige Entzündungsherde im Körper, dann haben Sie die Voraussetzungen geschaffen, dass Ihr Immunsystem optimal arbeiten kann. Leider bedeutet das aber nicht, dass Sie vor einer Krebserkrankung oder anderen Krankheiten verschont bleiben. Sie senken aber Ihr Erkrankungsrisiko. Manchmal gibt es keine Erklärung, warum es die eine Person trifft, eine andere aber nicht, oder warum bei einer Person die Behandlung anschlägt und bei einer anderen nicht.

Die Falten des Immunsystems

Mit zunehmenden Lebensjahren verliert das Immunsystem an Spannkraft und Flexibilität, wird träge und macht mehr Fehler. Doch das lässt sich hinauszögern.

Schon seit Längerem untersuchen Wissenschaftlerinnen auf der ganzen Welt, wie sich die Immunfunktion von jungen und alten Menschen unterscheidet. Von der Thymusdrüse und deren wichtiger Funktion für die Prüfung der T-Zellen haben Sie bereits gelesen. Ein zugegebenermaßen etwas frustrierendes Detail fehlt allerdings noch: Der Thymus erreicht seine höchste Aktivität bereits in der

Pubertät und beginnt dann mit seiner Verkümmerung. Zwischen 20 und 30 Jahren schrumpft er immer weiter zusammen, sodass ab 40 Jahren nur noch Reste übrig sind. Die Neuproduktion von T-Zellen nimmt daher mit zunehmendem Alter stark ab und damit auch die Fähigkeit auf bisher unbekannte Antigene reagieren zu können. Die vorhandenen T-Zellen können in den Lymphknoten oder der Milz durch Zellteilung vermehrt werden, doch das ist nicht unendlich möglich. Ursache dafür sind die Endstücke der Chromosomen, die sogenannten Telomere. Ein Telomer besteht aus einer langen Abfolge an DNA-Bausteinen. Doch bei jeder Zellteilung im Körper wird vom Ende ein Stückchen abgezwickt. Nach maximal 50 Teilungen gelangen T-Zellen an einen Punkt, wo die Telomere für weitere Teilungen zu kurz geworden sind. Die Zellen sterben ab. Daneben werden mit zunehmendem Alter immer mehr T-Zellen in den Ruhestand geschickt, sie werden seneszent (Lat. „senescere = alt werden). Sie sind zwar noch vorhanden, können aber bei der Immunantwort nicht mehr mithelfen.

ENERGIERÄUBER IM UNTERGRUND: Sogenannte latente Infektionen halten unser Immunsystem auf Trab. Bestimmte Viren wie das Windpockenvirus (Varizella-Zoster-Virus) und andere Herpesviren verbleiben nach einer Infektion latent im Körper. Sie verstecken sich im Nervensystem, um dann, wenn die Person geschwächt ist, als Gürtelrose zurückzukehren. Das kann Jahre oder Jahrzehnte nach der ersten Ansteckung sein. Unser Immunsystem muss solche latenten Infektionen Tag für Tag, Jahr für Jahr kontrollieren. Das kostet Kraft.

Die Verteidigungsfähigkeit nimmt also mit zunehmendem Alter ab, macht uns anfälliger für Infektionen, chronische Entzündungen, Krebs und andere Alterserscheinungen. Dieser Vorgang wird als Immunseneszenz bezeichnet. Am deutlichsten wird die Alterung des Immunsystems, wenn ab 60 Jahren Infektionen zunehmen und häufig auch länger dauern oder schwerer verlaufen. Die Viren und Bakterien können einfach nicht mehr so effizient bekämpft werden. Zudem muss das Immunsystem viel Energie aufwenden, um im Körper ansässig gewordene Viren, wie zum Beispiel das Herpes- oder Windpockenvirus, stetig unter Kontrolle zu halten. Beide Komponenten der Immunabwehr, die angeborene und die adaptive, sind von der Immunseneszenz betroffen.

Träge DNA-Reparatur und Inflammaging

Durch die genannten Alterungsprozesse nehmen Entzündungsherde im Körper zu. Deshalb existiert der Begriff „Inflammaging", der sich aus den englischen Wörtern für „Entzündung" (inflammation) und „Altern" (aging) zusammensetzt. Dieses Zusammenspiel wird für die Zunahme zahlreicher Erkrankungen im Alter verantwortlich gemacht. Chronische Entzündungen – selbst wenn sie nur gering ausgeprägt sind – binden die Kräfte der Immunabwehr und vermindern die Schlagkraft. So haben Viren wie Herpes simplex oder der Gürtelrose-Erreger ein leichtes Spiel.

Zugegeben, das klingt ganz schön frustrierend und unausweichlich. Tatsächlich sind diese biologischen Alterungsvorgänge dafür verantwortlich, dass unser Leben endlich ist. Trotzdem existieren durchaus Methoden, um die Wahrscheinlichkeit für ein langes, gesundes Leben zu erhöhen und die Vorgänge der Immunseneszenz deutlich hinauszuzögern. Eine Möglichkeit besteht darin, das Zellrecycling, die Autophagie, zu fördern. Bei der Autophagie werden alte, erschöpfte und fehlerhafte Zellen recycelt, sodass deren Bausteine für frische Zellen wiederverwendet werden können. Nur bei funktionierender Autophagie können stetig neue Immunzellen gebildet werden. Funktioniert diese nicht mehr richtig, so fängt das Immunsystem an zu altern und die Zellen werden seneszent. Die Autophagie am Laufen zu halten, ist daher das Ziel.

NOBELPREISWÜRDIG: Seit vielen Jahrzehnten wird die Autophagie und deren Wiederverwertungsmechanismen unter anderem von dem japanischen Zellbiologen Yoshinori Ohsumi erforscht - und das tat er zuerst an Hefezellen. Für seine zahlreichen Entdeckungen auf diesem Gebiet erhielt er im Jahr 2016 sogar den Nobelpreis für Medizin.

Die gute Nachricht ist: Sie können selbst eine ganze Menge tun. Alle Empfehlungen der nächsten Kapitel sind dazu geeignet, die Alterung des Immunsystems zu verlangsamen. Je früher Sie damit beginnen, desto besser ist es – und das ist in jedem Alter möglich.

Puzzleteile für ein gesundes Immunsystem

Sie haben bereits erfahren, dass sich das Immunsystem nicht beliebig stärken lässt, zumindest nicht über das „normale", angeborene Maß hinaus. Die allermeisten Menschen besitzen von Geburt an ein starkes Immunsystem. Wir können es jedoch schwächen, und zwar durch unseren Lebensstil. Wenn das Immunsystem erstmal geschwächt ist, tut ihm Unterstützung gut. Das gelingt mit einfachen Methoden. Wie bei einem Puzzle greifen die Teile ineinander, um Entzündungsgeschehen im Körper zu verringern.

DAS RICHTIGE WUNDERMITTEL SIND SIE: Auch wenn man es bei der Vielzahl von Präparaten vermuten möchte: Es wird Ihnen nichts bringen, jeden Tag ein Vitaminpräparat einzunehmen, wenn Sie gleichzeitig einen ungesunden Lebensstil beibehalten. Aber mit vielen kleinen, „normalen" Dingen im Alltag können Sie Ihr Immunsystem effektiv unterstützen.

Fest steht: Bis auf die wenigen Ausnahmen krankhafter Immunschwäche ist das Immunsystem der allermeisten Menschen grundsätzlich angemessen stark. Doch wenn es geschwächt ist, können Sie tatsächlich selbst einiges dazu beitragen, seine Regeneration zu fördern, sodass es wieder voll funktionsfähig wird. Regelmäßige sportliche Aktivität und ausreichend Schlaf sind wichtige Grundlagen eines guten, aktiven und ausbalancierten Immunsystems. Weitere günstige Faktoren, über die Sie auf den nächsten Seiten lesen werden, sind wenig negativer Stress, eine gesunde seelische Verfassung und eine ausgewogene Ernährung. Wenn Sie nun denken, das seien doch wieder nur die üblichen Gesundheitstipps, haben Sie teilweise recht. All diese Faktoren sind für sich genommen nicht neu. Es wäre auch sehr überraschend, wenn ausgerechnet das Immunsystem als verbindendes Element im gesamten Körper für das optimale Funktionieren etwas ganz anderes benötigen würde als die Organe im Einzelnen. Das Immunsystem braucht genau das, was dem restlichen Körper und der Seele auch guttut. Dann setzt sich das Puzzle zu einem stimmigen Gesamtbild zusammen.

DER CHECK-UP FÜRS IMMUNSYSTEM

Ist Ihr Immunsystem nur „gefühlt“ geschwächt oder ist es tatsächlich aus dem Gleichgewicht geraten? Verschiedene Messwerte können darüber Auskunft geben.

Logbuch für das Immunsystem

Ein Immuntagebuch verrät Ihnen viel über Ihr Immunsystem und seine Eigenheiten. Gehen Sie auf die Reise und erkunden Sie die Zusammenhänge in Ihrem Körper.

Dass mit Ihrer Immunabwehr etwas nicht stimmt, merken Sie vor allem daran, dass Sie häufiger und wiederkehrend, vielleicht auch immer über einen langen Zeitraum, krank sind. Der Schnupfen setzt sich über Wochen in den Nasennebenhöhlen fest, oder der Husten geht einfach nicht mehr weg. Aber ist das schon bedenklich?

Die üblichen Erkältungskrankheiten bekommt jeder – auch mit hervorragendem Immunsystem. Daher sind häufige Erkältungen kein Anzeichen für einen Immundefekt. Mehrere Erkältungsepisoden sind bei Kindern und Erwachsenen normal. Wenn Sie kleine Kinder zu Hause haben oder früher einmal hatten, dann wissen Sie, dass nicht nur die Kleinen in den ersten Kindergartenjahren ständig krank sind, sondern auch Sie als Eltern. Bei Kindern liegt das daran, dass das Immunsystem in kurzer Zeit mit sehr vielen, bisher unbekannten Erregern in Kontakt kommt und den Umgang mit ihnen lernen muss. Dass Sie, die Eltern, in diesem Zeitraum auch öfter krank sind, ist ebenfalls normal.

Wenn Sie rauchen, unter Schlafmangel oder chronischem Stress leiden siehe S. 52), ist Ihre Infektanfälligkeit zudem erhöht, weil das Immunsystem nicht optimal arbeiten kann. Für die meisten Menschen geht es also darum, die Faktoren abzustellen, die sie selbst beeinflussen können und die das Immunsystem schädigen.

Wie gut Sie in den für das Immunsystem bedeutsamen Elementen aufgestellt sind und wo es Verbesserungsmöglichkeiten für Sie persönlich gibt, können Sie mit der Checkliste ab S. 150 herausfinden. Denn obwohl es sich für Sie nach einem schweren Immundefekt anfühlen mag, ist die Wahrscheinlichkeit dafür gering. Denn richtige Immundefekte sind seltene Erkrankungen. Wenn Sie mehr als zweimal im Jahr Infektionen haben, die mit einen Antibiotikum behandelt werden müssen, sollten Sie mit Ihrem Arzt sprechen. Es gibt Kriterien, mit denen eingeschätzt werden kann, ob Ihr Immunsystem richtig arbeitet.

TRACKEN SIE IHR IMMUNSYSTEM. Wenn Sie sich ein genaueres Bild Ihres Immunsystems machen möchten, ohne ein Labor im Keller zu haben, dann führen Sie über mehrere Monate bis zu einem Jahr ein Immuntagebuch. Halten Sie fest, wie häufig Sie eine Infektion haben. Notieren Sie Ihre Symptome (Kopfschmerzen, Fieber, Gliederschmerzen, Müdigkeit usw.) und deren Schwere, Ihre Schlafqualität, die Phase des Menstruationszyklus, Verbesserung oder Verschlechterung von Allergien oder Autoimmunerkrankungen und Ihr Stresslevel.

Erfassen Sie auch weitere Parameter, beispielsweise Ernährungsumstellungen oder Diäten, wenn Sie einen intensiven Sport beginnen oder damit aufhören, erfreuliche (zum Beispiel ein schöner Urlaub, eine Beförderung, Kontakt zu Freunden) oder belastende Veränderungen (zum Beispiel Probleme in der Partnerschaft, Sorgen um die Kinder, Pflege der Eltern).

Anhand eines Immuntagebuchs können Sie feststellen, ob Sie tatsächlich übermäßig häufig krank sind. Sie können aber auch lernen, ob Sie tatsächlich übermäßig häufig Krankheiten haben, die auf eine Immunschwäche hindeuten. Wenn Ihnen auffällt, dass es Ihnen besser geht, seitdem Sie (absichtlich oder zufällig) weniger Fleisch essen, können Sie darüber nachdenken, das beizubehalten. Wenn Sie das Gefühl haben, dass Sie nach dem Tennisspielen jedes Mal zwei Tage lang erschöpft sind, könnten Sie probieren, ob Sie durch zusätzliches Ausdauertraining fitter werden oder ob Ihnen ein anderer Sport ein besseres Gefühl vermittelt. Dennoch sollten Sie eine Arztpraxis aufsuchen, wenn Sie unsicher sind, sich über mehrere Wochen krank und erschöpft fühlen oder nicht mehr zu Kräften kommen. Solche Symptome müssen nicht zwingend auf ein geschwächtes Immunsystem hindeuten, sondern können im Rahmen zahlreicher anderer Erkrankungen auftreten. Wenn Sie sich Sorgen machen, wenden Sie sich an Ihre Hausarztpraxis. Anhand einer Blutuntersuchung und anderer Untersuchungen kann sich Ihre Hausärztin einen Überblick verschaffen – sowohl über den Zustand Ihrer Immunzellen als auch über andere mögliche Ursachen für Ihre Beschwerden. Er wird dann mit Ihnen zusammen auf die Suche nach möglichen Ursachen gehen oder Sie zu einem Facharzt schicken.

Die Laborwerte im Überblick

Zahlen, Daten, Fakten: Die Untersuchung der Immunzellen in Ihrem Blut liefert Ihnen wertvolle Informationen, die Ihnen helfen, Ihr Immunsystem besser zu verstehen.

Bei starken akuten Infekten oder wenn sich Ihr Gefühl erhärtet, dass Ihr Immunsystem wahrscheinlich nicht optimal arbeitet, kann sich Ihre Ärztin Ihre Immunfunktion anhand Ihres Blutes genauer ansehen. Dem Immunsystem steht für die unterschiedlichen Aufgaben, für die es zuständig ist, eine ganze Batterie an aufeinander abgestimmten Abwehrkomponenten zur Verfügung. Sie lassen sich grob in drei Kategorien einteilen: Abwehrzellen (T-Zellen, B-Zellen, Makrophagen, Granulozyten, NK-Zellen, siehe S. 14), Antikörper oder Immunglobuline (siehe S. 19) und Plasmaproteine (zum Beispiel Zytokine, Proteine des Komplementsystems, siehe S. 15).

Die Art und Häufigkeit der Infektionen geben einem Arzt bereits einen Hinweis darauf, ob und gegebenenfalls unter welcher Form der Störung der Immunfunktion die betroffene Person möglicherweise leidet. Deswegen kann ein Immuntagebuch wertvolle Anhaltspunkte liefern. Eine Blutuntersuchung, in der die verschiedenen Immunparameter gemessen werden, gibt genaueren Aufschluss. Man spricht dann davon, einen Immunstatus zu erheben. Dieser gibt Auskunft über den aktuellen Zustand des Immunsystems und seine Fähigkeit, eine angemessene Immunantwort aufzubauen und Infektionen durch Krankheitserreger abzuwehren.

Normalerweise verschafft sich die Ärztin anhand eines kleinen Blutbildes, eventuell ergänzt durch ein Differentialblutbild (das sogenannte große Blutbild) einen näheren Überblick. Mit den heute verfügbaren Laboruntersuchungen ist es möglich, Immunstörungen oder -defekte zu erkennen und einzuordnen. Beispielsweise gibt es Methoden, um zum einen den Zustand und die Zahl der Immunzellen zu erfassen, zum anderen die Zahl oder das Vorhandensein der humoralen Immunabwehr, also der verschiedenen Antikörperklassen. Gibt es die Vermutung für einen bestimmten Immundefekt, können weitere Faktoren speziell erhoben werden. Das wird Ihr Arzt mit Ihnen besprechen.

WAS DAS BLUT AUSSAGT: Ein kleines Blutbild gibt Auskunft über die Zahl und Gestalt der Blutzellen. Bestimmt werden die Zahl der Erythrozyten (rote Blutkörperchen) und deren Eigenschaften, Hämoglobinkonzentration (Menge des Blutfarbstoffs), Hämatokritwert (Verhältnis der festen Blutbestandteile zu den flüssigen), Leukozyten- (weiße Blutkörperchen) und Thrombozytenzahl (Blutplättchen). Im großen Blutbild misst man die Zahl einiger Leukozytenarten, etwa bei Verdacht auf Infektionen.

An der Tendenz der Zellverteilung lassen sich wichtige Informationen ablesen. Zusammen mit anderen Werten und vor dem Hintergrund der vorliegenden Beschwerden ergibt sich aus diesen Komponenten für den Arzt ein Gesamtbild. Sie haben bereits erfahren, warum Entzündungen im Körper manchmal nützlich, häufig aber schädlich sind. Insbesondere chronische Entzündungen stellen ein Risiko für das Entstehen von Krankheiten dar und belasten das Immunsystem. Wenn Sie Ihr Blut untersuchen lassen und ein akutes Entzündungsgeschehen vermutet wird, stehen zunächst drei Werte im Fokus.

Entzündungswerte im Blutbild

C-reaktives Protein (CRP): Das CRP ist ein Eiweißmolekül im Körper, das sich an Krankheitserreger wie Bakterien, Pilze und Parasiten heftet und sie damit für Makrophagen oder dendritische Zellen kennzeichnet. Bei Infekten durch Viren reagiert der CRP-Wert weniger stark. Innerhalb weniger Stunden nach Kontakt mit Bakterien kann er bis auf das 1 000-Fache seines normalen Werts ansteigen.

Blutsenkungsgeschwindigkeit (BSG): Die BSG gibt an, wie schnell die roten Blutkörperchen absinken, wenn man Blut in einem senkrechten Röhrchen aufstellt. Die Geschwindigkeit hängt von der Zusammensetzung der Proteine im Blutplasma ab. Bei einer Entzündung sind mehr Eiweiße vorhanden, die sich mit Blutkörperchen verbinden können. Weil diese dann schwerer sind, sinken sie schneller ab. Eine erhöhte BSG kann ein Hinweis auf ein Entzündungsgeschehen sein, ist aber etwa auch während der Regelblutung erhöht.

Leukozytenzahl: Eine Erhöhung der weißen Blutkörperchen (Normwert 4 000–9 000/μl) ist ebenfalls ein Hinweis auf Entzündungen. Da die Leukozyten zum Immunsystem gehören, ist ihre Zahl nur erhöht, wenn das Immunsystem stärker als sonst arbeiten muss. Neben Entzündungen ist die Leukozytenzahl auch bei Infektionen, Blutvergiftung, bösartigen Tumoren oder Herzinfarkt erhöht.

Diese drei Werte geben Hinweise darauf, ob der Körper mit einer Entzündung kämpft. Bei einem akuten Geschehen sind die Werte stark, mitunter sehr stark erhöht, bei chronischen Entzündungen nur leicht. Das macht es manchmal schwierig, chronische Entzündungen zweifelsfrei zu erkennen. Dafür können spezialisierte Ärztinnen und Ärzte auf eine Reihe weiterer Werte zurückgreifen. Häufig geben aber auch die genannten Werte in Kombination mit dem Beschwerdebild und Faktoren wie Übergewicht oder großer Stress bereits ausreichende Hinweise auf chronische Entzündungen.

Sind Werte auffällig, können weitere Untersuchungen erfolgen. Mit Blick auf das Immunsystem schließen sich dann Analysen an, mit denen nach der Ursache der Veränderungen gesucht wird. Diese kann entweder Ihre Hausärztin veranlassen, oder Sie werden an eine spezialisierte Praxis überwiesen. Gibt es Hinweise darauf, dass ein Problem des Immunsystems die Ursache ist, sind Sie bei einem Fachimmunologen an der richtigen Adresse. Ihre Beschwerden können aber auch ganz andere Gründe haben, wie Sie in der Tabelle (siehe S. 47) sehen können. Auch intensiver Sport, eine Schwangerschaft oder bestimmte Medikamente können dafür verantwortlich sein, dass Werte außerhalb des Normbereichs liegen. Daher sind Sie möglicherweise auch in den Bereichen Endokrinologie, Onkologie oder bei Fachleuten der inneren Medizin gut aufgehoben. Die Bestimmung bestimmter Zytokine oder Zytokin-Kombinationen kann einen Hinweis auf Entzündungsgeschehen im Körper geben. Tumormarker zeigen, ob möglicherweise eine noch unentdeckte Krebserkrankung hinter den Beschwerden steckt. Auch ein Mangel an bestimmten Vitaminen, Spurenelementen und Nährstoffen kann für Beeinträchtigungen des Immunsystems verantwortlich sein. Ihr Arzt wird anhand der Laborwerte entscheiden, welches weitere Vorgehen sinnvoll ist.

NICHT OHNE ÄRZTLICHE HILFE. Die Immunwerte muss immer ein Arzt interpretieren. Daher haben wir in diesem Buch bewusst keine Mindest- oder Maximalwerte angegeben. Sie würden Ihnen nicht helfen und nur für zusätzliche Verunsicherung sorgen. Wenn Ihrer Ärztin eine Abweichung auffällt, bespricht sie mit Ihnen, ob weitere Untersuchungen folgen sollten.

Die gute Nachricht ist: Behandlungsbedürftige Störungen des Immunsystems sind seltene Krankheiten, obwohl es 300 unterschiedliche gibt. Nur etwa jeder 8 000ste Mensch in Deutschland ist von einer angeborenen Immunerkrankung betroffen. Hinzu kommen die erworbenen Formen (z. B. HIV/AIDS). Da das Immunsystem unser wichtigstes Schutzsystem ist, steht es in der Liste der Organe, die vorrangig versorgt werden müssen, relativ weit vorne. Deutlich auffällig wird ein Immunstatus daher nur sein, wenn eine ernsthafte Erkrankung oder schwere Störung des Immunsystems dahintersteckt. Neben Erkrankungen des Immunsystems können das auch Krebserkrankungen und andere Krankheiten sein. Falls Sie zu der Gruppe der Menschen mit einer krankhaften Störung des Immunsystems gehören, sind die meisten in diesem Buch empfohlenen Tipps auch für Sie zutreffend. Doch zusätzlich sollten Sie mit Ihren behandelnden Ärzten sprechen, welche weiteren Maßnahmen für Sie geeignet sind. In den anderen Fällen ist die Bezifferung der unterschiedlichen Immunzellen zwar interessant, oft aber wenig aussagekräftig, da sie nur eine Momentaufnahme anzeigt. Zu einer anderen Tageszeit oder zwei Wochen später können die Werte bereits wieder im Normbereich, höher oder niedriger, liegen. Daher sollten Sie sich nicht zu sehr von den Zahlen auf dem Laborbefund abhängig machen. Bei ernsten Krankheiten gibt die Kombination aus den von Ihnen beschriebenen Symptomen zusammen mit den Ergebnissen einer körperlichen und einer Blutuntersuchung die Hinweise, die eine Ärztin braucht, um eine Diagnose zu stellen. Handelt es sich um eine schwere oder behandlungsbedürftige Krankheit, wird sie schnell reagieren. Ansonsten ist das Beste, was Sie tun können, die Anregungen aus diesem Buch zu befolgen. Damit schaffen Sie eine optimale Grundlage für Ihr Immunsystem, aber auch Ihre sonstige körperliche und seelische Gesundheit. Denn das Immunsystem ist zunächst immer perfekt ausbalanciert. Durch unseren Lebensstil können wir es schwächen. Ändern Sie Ihren Lebensstil in eine gesunde Richtung, erholt sich Ihr Immunsystem ganz automatisch.

WENN DIE WERTE ABWEICHEN

IMMUNZELLTYPEN	ERHÖHTE WERTE MÖGLICHE URSACHEN	VERMINDERTE WERTE MÖGLICHE URSACHEN
NEUTROPHILE	– Akute und chronische Entzündungsreaktionen – Stress – Herzerkrankungen – Schwangerschaft – Körperliche Anstrengung – Medikamente	– Infektionen (Influenza, Masern, Hepatitis, Herpes, HIV, Typhus) – Eisen- Kupfer-, Vit. B12-Mangel – Strahlenunfall – Primäre Immundefekte – Medikamente (z. B. Antibiotika, Chemotherapeutika)
EOSINOPHILE	– Allergien, Parasitosen – Autoimmunerkrankungen	– Stress – Medikamente (z. B. Kortisonpräparate, Adrenalin)
BASOPHILE	– Schilddrüsenunterfunktion – Colitis ulcerosa – Parasitosen – Medikamente	– Schilddrüsenerkrankung – Medikamente (z. B. einige Narkosemedikamente)
T-ZELLEN	– Infektionen mit Viren, Bakterien und Pilzen – T-Zell-Leukämien und -Lymphomen	– Angeborene und erworbene Immundefekte (z. B. HIV) – Medikamente (z. B. Immunsuppressiva, Chemotherapeutika)
B-ZELLEN	– Antwort auf Infektionen (z. B. Hepatitis B) – B-Zell-Leukämie	– Angeborene Immundefekte – Chemotherapie, Strahlentherapie
NATÜRLICHE KILLERZELLEN	– Frühstadium von Diabetes Typ 1 – Intensive körperliche Belastung, Ausgeprägte sportliche Aktivität – Kurzzeitiger Stress	– Vitamin-A-Mangel – Erholungsphase nach Sport

Die Tabelle dient einer ersten Übersicht. Die Angaben sind nicht vollständig.

DIE KRAFT VON GEIST UND SEELE

Angst, Ärger, Stress – negative Gefühle bringen das Abwehrsystem aus dem Gleichgewicht. Umgekehrt können positive Empfindungen und bewusste Entspannung das Gesundwerden fördern.

Selbstwirksamkeit als Motivator

Körper und Seele beeinflussen sich gegenseitig. Mit einem entsprechenden Verhalten können Sie günstig auf Ihr Immunsystem einwirken.

Wer häufig krank ist, sich müde und abgeschlagen fühlt oder unter Schmerzen leidet, gerät leicht in einen negativen Strudel. Kennen Sie das? Ihre Gedanken kreisen vorwiegend um Negatives, Sie bewegen sich weniger und ziehen sich immer mehr zurück. Eventuell geben Sie sich sogar selbst die Schuld für die Situation. Das geht vielen Menschen so. Wie Sie bereits lesen konnten, ist das Immunsystem ein hochkomplexes System. Verschiedene Rädchen müssen ineinandergreifen, damit alles reibungslos funktioniert. Und wie das im Körper oft ist, beeinflusst sich vieles wechselseitig.

Wenn Ihr Immunsystem aus dem Gleichgewicht geraten ist, spüren Sie das körperlich. Umgekehrt hat auch Ihre seelische und körperliche Verfassung direkten Einfluss auf das Immunsystem. Sofern keine schwere Erkrankung oder massiver Nährstoffmangel das Immunsystem lahmlegt, haben Sie selbst viele Möglichkeiten, mit Ihrem Verhalten aktiv dazu beizutragen, dass Ihr Immunsystem nicht zusätzlich geschwächt wird. Man spricht von Selbstwirksamkeit, wenn eine Person sicher ist, auch schwierige Situationen oder Herausforderungen aus eigener Kraft bewältigen zu können. Denn, das haben psychologische Forschungen in den 1960er-Jahren gezeigt: Menschen beginnen eine Handlung nur dann, wenn sie auch davon überzeugt sind, diese erfolgreich ausführen zu können. Diese Überzeugung brauchen Sie auch mit Blick auf Ihr Immunsystem und Ihre Gesundheit allgemein. Es gibt zwar Ärzte, die Sie beispielsweise mit Medikamenten unterstützen können, doch häufig ist darüber hinaus Ihre eigene Initiative gefragt. Sie müssen selbst Verantwortung übernehmen. Das bedeutet jedoch nicht, dass Sie alles allein schaffen müssen. Hilfe, professionelle Unterstützung und Begleitung sind immer wichtig und Sie sollten sie sich holen, wenn Sie selber merken, dass Sie nicht weiterkommen.

Um selbst etwas für Ihr gesundes Immunsystem zu tun, brauchen Sie keine außergewöhnlichen Fitnessgeräte und auch keinen komplizierten Ernährungsplan. Was Sie allerdings erreichen müssen, damit Ihr Immunsystem profitiert und Sie auch die positiven Auswirkungen spüren, ist Regelmäßigkeit.

DAS IMMUNSYSTEM LIEBT DIE REGELMÄSSIGKEIT: Alle Tipps, die Sie in diesem Buch erhalten, sollten Sie am besten in Ihren Alltag integrieren. Das Immunsystem profitiert nur von Wiederholung und Verlässlichkeit. Ihr Immunsystem wünscht sich jeden Tag ausreichend Entspannung, Schlaf, Bewegung und genügend Nähr- und Mineralstoffe.

Leider neigen viele von uns dazu, eher die ungesunden (In)Aktivitäten und Nahrungsmittel zur Routine werden zu lassen. Wahrscheinlich wissen Sie selbst, wie herausfordernd es ist, Gewohnheiten zu ändern. Unzählige Bücher, Kurse und Programme zeugen davon, wie schwer es ist, mit dem Rauchen aufzuhören, sich mehr zu bewegen oder seine Ernährungsgewohnheiten zu ändern.

Das Wichtige dabei ist Ihre persönliche Entscheidung für eine Veränderung. Wenn Sie nicht selbst davon überzeugt sind, dass Sie etwas Bestimmtes ändern möchten, werden Sie es nicht durchhalten. Dazu sind wir Menschen zu bequem. Wir haben blitzschnell eine ganze Reihe plausibel klingender Einwände parat – aus unserem tiefen Inneren ruft es: „keine Zeit", „das Geld habe ich im Moment eben nicht", „ich habe schon genug zu tun" und „ich schaffe schon jetzt mein Programm nicht". Das mag alles sein, aber für die meisten hier vorgestellten Maßnahmen brauchen Sie nicht mehr Zeit und auch nicht mehr Geld. Sie brauchen nur die klare Absicht. Wie einfach es ist, ein für das Immunsystem ungünstiges Verhalten durch ein besseres zu ersetzen, werden Sie nun erfahren.

Schlafen Sie unregelmäßig? Dann erfahren Sie, wie Sie gesündere Schlafroutinen entwickeln können (siehe S. 52). Atmen Sie einfach vor sich hin? Dann lernen Sie, wie Sie durch bewusstes Atmen ganz nebenbei Stress wegatmen (siehe S. 67). Duschen Sie gern warm? Dann duschen Sie ab jetzt regelmäßig kalt (siehe S. 137). Wahrscheinlich sind Sie dann sogar schneller fertig, als wenn Sie gemütlich unter der warmen Dusche stehen. Essen Sie regelmäßig? Das ist schon mal gut. Dann achten Sie zukünftig auf die Zufuhr wichtiger Vitamine und Spurenelemente. Sehen Sie? Sie brauchen für die Immunförderung nicht mehr Zeit und Geld als bisher. Falls Sie dieses Buch überzeugt und Sie neue Bewegungsgewohnheiten etablieren möchten, sollten Sie sich mehrere Wochen Zeit geben und sich nicht überfordern. Die günstigen Auswirkungen von Sport und Bewegung auf das Immunsystem sind enorm (siehe S. 82). Ein Mehr an Bewegung lässt sich häufig ganz leicht mit dem Weg zur Arbeit oder Aktivitäten im Alltag verbinden. Wenn Ihnen das unmöglich erscheint, können Sie auf hochintensives Intervalltraining setzen (siehe S. 97). Dafür benötigen Sie zwei- bis dreimal pro Woche nur 15 bis 30 Minuten.

Über Motivation

Die meisten Menschen schaffen es nicht, alte Gewohnheiten von jetzt auf gleich gegen ein neues Verhalten auszutauschen. An vielen Stellschrauben gleichzeitig zu drehen, kann überfordern. Suchen Sie sich deshalb einen Bereich aus, mit dem Sie beginnen möchten. Wenn Sie noch nicht sicher sind, was das sein könnte, prüfen Sie anhand der Checkliste ab Seite 150, in welchen immunrelevanten Bereichen Sie bereits gut dastehen und wo es mittleres oder großes Verbesserungspotenzial gibt.

Um etwas im eigenen Leben zu ändern, braucht es einen Antrieb. Häufig ist der Antrieb für eine Verhaltensänderung, dass es einer Person nicht gut geht oder sie sich nicht wohlfühlt. Sie hört mit dem Rauchen erst auf, weil bestimmte Krankheiten aufgetreten sind und die Ärztin klar sagt: „Wenn Sie weiter rauchen, dann …" Weitere Antriebe sind beispielsweise, dass man den eigenen Kindern ein Vorbild sein möchte, dass man etwas erreichen möchte, was bisher nicht möglich war, oder dass man von anderen Menschen Anerkennung erfahren möchte. Auch Neugier oder Spaß an Neuem sind für manche Menschen eine wichtige Art der Motivation. Was ist Ihr Motiv? Warum lesen Sie dieses Buch? Die Aneignung einer neuen Verhaltensweise und neuer Rituale verläuft häufig nicht linear. Einmal den Entschluss gefasst zu haben, beispielsweise abnehmen zu wollen, ist gut. Doch selten klappt es vom ersten Tag an, sich an die geplanten Ernährungsänderungen und das Bewegungsprogramm zu halten. Sie erleben Rückfälle. Das ist ganz normal. Häufig gelingt es erst nach mehreren Wiederholungen, ein Verhalten zu etablieren. Dadurch sollten Sie sich nicht entmutigen lassen.

NICHT ZU VIEL: Planen Sie eine Änderung über mindestens vier bis sechs Wochen. Unterteilen Sie, wenn möglich, die Änderung in kleine Schritte. Nehmen Sie sich beispielsweise nicht sofort täglich eine halbe Stunde Bewegung vor, sondern beginnen Sie mit kleinen Steigerungen. Das können zunächst 15 Minuten täglich sein, die man nach und nach auf 30 Minuten täglich steigert. Suchen Sie sich Zwischenziele, die Sie zwar herausfordern, aber die Sie tatsächlich erreichen können.

Anderenfalls werden Sie bald frustriert aufgeben. Belohnen Sie sich für kleine Erfolge und vergleichen Sie sich nicht mit anderen. Wenn etwas so gar nicht gelingen will, seien Sie nicht zu streng mit sich. Überlegen Sie, ob vielleicht der Zeitpunkt am Tag für Sie nicht geeignet ist und wann es besser passen könnte. All diese immunfördernden Veränderungen sollen keinesfalls neuen Stress bei Ihnen auslösen, denn Stress ist ein Immunkiller. Versuchen Sie locker und gleichzeitig motiviert zu bleiben, und feiern Sie sich jede Woche für jeden noch so kleinen Erfolg.

Guter Schlaf – das Fundament

Wer gesund werden oder bleiben will, muss gut schlafen. Schlaf ist unser bestes Heilmittel.

Noch vor wenigen Jahrzehnten dachte man, das Immunsystem könne nicht mit anderen Körpersystemen kommunizieren. Inzwischen ist nachgewiesen, dass Gefühle körperliche Reaktionen auslösen. Ein Befund, den wohl jeder selbst bestätigen kann – bestimmt haben Sie schon vor Trauer oder Glück geweint. Dennoch brauchte es für die Wissenschaft erst einen handfesten Beweis. Der war erbracht, als sich ein enger zeitlicher Zusammenhang zwischen emotionaler Belastung und Entzündungsparametern im Urin belegen ließ. So ist inzwischen gesichert, dass es einen engen Austausch zwischen dem zentralen Nervensystem, dem Lymphsystem, der Nebennierenrinde als Produktionsort vieler Hormone und dem Immunsystem gibt.

KONDITIONIERUNG DES IMMUNSYSTEMS: Die Seele, das Nervensystem und das Immunsystem interagieren auf vielfältige Weise. In Tests gab man Hausstauballergikern ein Allergiemedikament gleichzeitig mit einem besonderen Geschmacksstoff. Nach einiger Zeit besserten sich die Allergiebeschwerden auch dann, wenn nur der Geschmacksstoff gegeben wurde. Das Immunsystem kann mittels Konditionierung Reaktionen erlernen.

Ärger, Ängste, Einsamkeit und Dauerstress aktivieren die Stressachse, die zwischen dem Gehirn, insbesondere dem Hypothalamus und der Hypophyse, und der Nebennierenrinde verläuft. Das führt zur Bildung des Stresshormons Kortisol. Bei akutem, kurz andauerndem Stress erhöht das Hormon die Immunaktivität. Entzündungen können leichter gelindert werden. Bei lang anhaltendem Stress hingegen wird die Kortisolproduktion nicht mehr gestoppt. Das verschlechtert die Reaktionsfähigkeit aller weißen Blutkörperchen und damit sowohl der angeborenen als auch der erworbenen Immunabwehr. Die Gefäße verengen sich und die Durchblutung verschlechtert sich. Bakterien oder Viren, aber auch mutierte Zellen, die sich zu einem Tumor entwickeln können, werden weniger gut vom Immunsystem erkannt und ausgeschaltet. Diese körperlichen Abläufe erklären, wie die Immunfunktion von der seelischen Gesundheit abhängt und dass diese für die Immungesundheit genauso wichtig ist wie die körperliche Gesundheit.

Um die Zusammenhänge noch besser zu verstehen, widmen wir uns erst mal dem scheinbaren Nichtstun. Schlaf ist der wichtigste Faktor für ein Immunsystem in Balance. Er ist die Schnittstelle zwischen Körper und Seele und bildet die Basis, auf der alles andere aufbaut. Ein Haus ohne solides Fundament wird über kurz oder lang zusammenfallen. Zu wenig oder schlechter Schlaf wirkt sich sehr schnell auf das seelische Wohlbefinden aus und beeinträchtigt die körperliche Gesundheit. Schon nach einer zu kurzen Nacht ist beispielsweise die Konzentrations- und Merkfähigkeit am nächsten Tag eingeschränkt. Auch für die Herzgesundheit ist der Nachtschlaf wesentlich, denn die Gefäße leiden, wodurch sich das Risiko für Herzinfarkt und Schlaganfall erhöht.

Häufig ist gestörter oder zu kurzer Schlaf eines der ersten Anzeichen von Stress oder Überlastung. Sie arbeiten zu lang und gehen zu spät ins Bett oder liegen abends oder nachts wach (Ein- und Durchschlafstörungen)? Vielleicht leiden Sie unter schlechten Träumen oder auch körperlich unter nächtlichen Atemaussetzern (Schlafapnoe)? Schlafstörungen sind für die Gesundheit ein großes Problem, das noch viel zu wenig beachtet und behandelt wird, um damit andere Krankheiten positiv zu beeinflussen. Jeder vierte Deutsche leidet unter Schlafstörungen, weitere 10 Prozent schlafen häufig oder dauerhaft nicht erholsam. Gehören Sie dazu?

So reguliert Schlaf Ihr Immunsystem

Um die Auswirkungen von Schlaf auf das Immunsystem einschätzen zu können, hilft es, den täglichen (zirkadianen) Kreislauf zu verstehen, dem das Immunsystem unterliegt.

RHYTHMEN DES LEBENS: Viele Regulationen in unserem Körper folgen biologisch festgelegten, wiederkehrenden Kreisläufen. Häufig orientieren sie sich an der Länge eines Tages. Man spricht von zirkadianen Rhythmen, abgeleitet aus den lateinischen Begriffen „circa" (ungefähr) und „dies" (Tag), weil sie sich über einen Tag wiederholen. Nicht nur Schlaf und Wachsein, auch Herzfrequenz, Blutdruck, Körpertemperatur, Hormone, Konzentrations- und Leistungsfähigkeit sowie das Immunsystem folgen einer Rhythmik von etwa 24 Stunden.

Wie Sie nun wissen, gibt es unterschiedliche Orte, an denen sich die Immunzellen aufhalten – das Knochenmark, den Thymus, die Lymphknoten, den Blutkreislauf (siehe S. 9). Je nach Tageszeit folgen sie einem Rhythmus: Nachts werden zwei Stresssysteme des Körpers herunterreguliert. Das ist zum einen die Achse zwischen Hypothalamus, Hypophyse und Nebennierenrinde (kurz HPA oder Stressachse) und zum anderen das sympathische Nervensystem,

SCHLAFPHASEN

SCHLAFPHASE	MERKMALE	WAS IN DIESER PHASE PASSIERT
EINSCHLAF-PHASE (N1)	Die Einschlafphase dauert vom Augenblick des Einschlafens bis zum Beginn der nächsten Schlafphase (N2).	Während des Einschlafens ist der Schlaf noch leicht und die Muskeln sind noch etwas angespannt.
LEICHTER SCHLAF (N2)	Der leichte Schlaf macht etwa die Hälfte der gesamten Schlafdauer aus.	Die Muskeln entspannen sich, die Glieder werden schwer, Puls und Atmung sind gleichmäßig und die Körpertemperatur sinkt.
TIEFSCHLAF (N3)	Die Tiefschlafphase ist in den ersten Schlafzyklen am längsten. In der zweiten Nachthälfte findet nur wenig oder kein Tiefschlaf mehr statt.	Die Muskulatur ist maximal entspannt, die Augen sind ganz ruhig. Puls und Atmung verlangsamen sich, der Blutdruck sinkt. Während des Tiefschlafs wird Gelerntes im Gehirn gespeichert und die Ausbildung eines guten immunologischen Gedächtnis gefördert.
TRAUMSCHLAF (REM-SCHLAF)	Die REM-Phase („rapid eye movement", schnelle Augenbewegungen) ist zu Beginn der Nacht kurz und wird mit jedem Schlafzyklus länger.	Nach dem Tiefschlaf folgt der Traumschlaf. In dieser Phase bewegen sich die Augen unter den Lidern schnell hin und her. Muskeln können unbeabsichtigt zucken. Der Schlafende atmet häufiger und weniger tief. Im REM-Schlaf treten intensive Träume auf.

Gesunder Schlaf ist wichtig für die Immunfunktion und besteht aus den beschriebenen Schlafphasen. Zusammen bilden sie einen Schlafzyklus, der alle vier Phasen in der beschriebenen Reihenfolge umfasst und ungefähr 90 bis 110 Minuten dauert. Pro Nacht werden etwa vier bis fünf Schlafzyklen durchlaufen. Es ist normal, während der Nacht aufzuwachen. Häufig dauert es aber nur Sekunden bis Minuten, bis man wieder einschläft.

das für Kampf- und Fluchtreaktionen zuständig ist. Messbar wird das durch das deutliche Absinken der antientzündlich wirkenden Hormone Kortisol, Adrenalin und Noradrenalin während der Nacht. Zugleich steigt besonders während der Tiefschlafphase in der ersten Nachthälfte die Ausschüttung von Wachstumshormonen, Melatonin und anderen proinflammatorischen (entzündungsfördernden) Signalmolekülen. Das entzündungsfördernde und für den Körper alarmierende Signal – Ziel ist die Verminderung von schädlichen Entzündungsvorgängen – regt die Immunzellen an, sich zu teilen und in verschiedene Unterklassen zu differenzieren. Treten tagsüber Schädigungen des Gewebes auf, beispielsweise durch Sport, Verletzungen oder Mikroorganismen, werden nachts mehr proinflammatorische Zytokine ausgeschüttet und die Aktivität des Immunsystems auf diese Weise angeregt.

Das Immunsystem unterscheidet tatsächlich zwischen Tag und Nacht: Tagsüber sammelt es Informationen zu den vorhandenen Bedrohungen, nachts wird es aktiv. Daher macht es einen Unterschied, zu welcher Tageszeit eine Infektion stattfindet. Stecken Sie sich morgens oder mittags an, verläuft eine Erkrankung milder als bei einer Ansteckung am Abend oder nachts. Denn im letzteren Fall haben die Erreger einen ganzen Tag Zeit, um sich zu vermehren, bevor das Immunsystem richtig loslegt.

Sie müssen nicht jedes Detail dieses Vorgangs auswendig lernen – was Sie sich aber unbedingt merken sollten, ist: Das feinabgestimmte Zusammenspiel der Hormone bewirkt, dass nachts die Auseinandersetzung mit entzündlichen Vorgängen im Körper und mit Eindringlingen wie Viren oder Bakterien auf Hochtouren läuft. Um alles, was das angeborene Immunsystem tagsüber nicht abwehren konnte, kümmert sich die erworbene Immunabwehr nachts. Es ist sogar sehr gut nachvollziehbar, warum diese wichtigen Prozesse nachts ablaufen: Die Bekämpfung von Entzündungen verursacht häufig Schmerzen und ein Krankheitsgefühl. Würden wir das durchgehend spüren, würde uns das tagsüber stark beeinträchtigen. Sie könnten sich nicht mehr gut konzentrieren und wären weniger leistungsfähig. Außerdem verbrauchen die Bildung neuer Immunzellen und Antikörper sowie das Recycling abgetöteter Zellen viel Energie. Nachts kann diese Energie aus den großen Glukosespeichern in der Muskulatur entnommen werden, ohne dass das nachtaktive erworbene mit dem vorwiegend tagsüber aktiven angeborenen Immunsystem um die Energie konkurriert. Das hat sich der Körper clever ausgedacht!

SCHLAF BOOSTERT DIE IMMUNANTWORT: Im Schlaf passiert also ein sehr wichtiger Teil der Immunaktivität, der adaptive Teil. Durch Schlaf verbessern sich messbar und in klinisch bedeutender Höhe die spezifischen T-Helferzellen und die Antikörpermengen. Gestörter oder zu wenig Schlaf behindert diesen lebensnotwendigen Prozess. Wer in der Nacht nach einer Impfung zu wenig schläft, hat sofort, aber auch nach einem Jahr, nachweislich eine deutlich geringere Immunantwort und ein schwächeres Immungedächtnis.

Während also T-Zellen der adaptiven Immunantwort in der Nacht in den Blutkreislauf und die Lymphgefäße ausschwärmen, machen es die Zellen der angeborenen Immunantwort genau umgekehrt. Mit dem Absinken des Kortisols und des Adrenalins am Abend werden sie aktiv und patrouillieren durch den Körper. Moment! Die meisten Angriffe von Krankheitserregern passieren doch tagsüber – beim Einatmen von Erkältungsviren, bei kleinen Verletzungen der Haut bei der Gartenarbeit oder durch einen Sonnenbrand! Warum sollte das Immunsystem wertvolle Stunden verstreichen lassen, bis es reagiert? Das tut es nicht. Tagsüber läuft ein komplett anderer Schutzmechanismus ab.

Gegen Ende der Nacht und mit dem beginnenden Morgen stoppt die Produktion des schlaffördernden Hormons Melatonin und die Hypothalamus-Hypophysen-Nebennierenrinden-Achse wird hochgefahren. Das führt zur Ausschüttung der starken Entzündungshemmer Kortisol, Adrenalin und Noradrenalin. Das ist das Signal für die T-Zellen im Blut, sich innerhalb der nächsten Stunden und bis zum nächsten Abend in den Schutz des Knochenmarks zurückzuziehen. Auch das sympathische Nervensystem wird wieder aktiv und sorgt dafür, dass zytotoxische T-Zellen und natürliche Killerzellen und Neutrophile sich an die Arbeit machen. Diese Zellen können infizierte oder mutierte Zellen direkt abtöten. Ist die morgendliche Kortisolausschüttung gestört, leidet die Qualitätsprüfung der T-Zellen, die in der Thymusdrüse stattfindet. Werden unzureichend geprüfte T-Zellen in den Blutkreislauf entlassen, kann das im ungünstigsten Fall dazu führen, dass diese Zellen körpereigene Strukturen angreifen und eine Autoimmunerkrankung auslösen. Das bedeutet also: Der zirkadiane Rhythmus, also der regelmäßige tägliche Wechsel zwischen Zeiten, in denen entzündungsfördernde oder entzündungslindernde Signale vorherrschen, ist wichtig, damit das Immunsystem richtig funktionieren kann. Es braucht Phasen, in denen es aktiv sein muss, aber gleichzeitig auch Regenerationszeiten. Dass diese Ortswechsel und unterschiedlichen Reize für die Wirkweise der Immunzellen wichtig sind, haben viele Studien gezeigt. Ist der Schlaf auch nur eine Nacht gestört, geht die Zahl der natürlichen Killerzellen um über 70 Prozent zurück. Glücklicherweise kehren die Werte schnell auf das Normalmaß zurück, wenn wieder gut geschlafen wird. Bei einer Reihe von chronisch-entzündlichen Erkrankungen wie rheumatoider Arthritis, Fibromyalgie oder chronischer Fatigue sind Schlafstörungen häufig – und können die Situation verschlechtern oder den entzündlichen Zustand aufrechterhalten. Auch Allergien können sich verschlimmern, und die Schmerzempfindlichkeit steigt. Bei einigen Krankheiten wie Schlafapnoe, Tumorwachstum, chronischem Stress und bei Schlafstörungen wird sogar eine körpereigene Unterdrückung des Immunsystems festgestellt.

So lang sollten Sie schlafen

Jeder Versuch, den Schlaf zu verbessern, zahlt auf die Gesundheit und die Immunfunktion ein. Um das Optimum für das Immunsystem zu erreichen, sind die Schlafdauer und die Schlafqualität wichtig. Schlafen Sie weniger als sechs Stunden, ist Ihre Erkältungswahrscheinlichkeit viermal höher als bei sieben und mehr Stunden Schlaf. Auch Bluthochdruck und Depressionen sind bei zu wenig Schlaf häufiger.

SCHLAFMANGEL ERHÖHT DEN APPETIT: Sogar auf der Waage macht sich schlechter Schlaf bemerkbar. Denn er stört die Steuerung der für das Hunger- und Sättigungsgefühl bedeutsamen Hormone Leptin und Ghrelin. Gesteigerter Appetit und Heißhungerattacken tagsüber sind die Folge. Wenn Sie Gewicht verlieren möchten, sollten Sie auf genügend Schlaf achten.

Im Durchschnitt schlafen die Deutschen acht Stunden und zwölf Minuten, der Großteil zwischen sieben und neun Stunden. Berufstätige schlafen mit durchschnittlich sechs Stunden und 42 Minuten jedoch deutlich weniger. Die optimale Schlafdauer hängt auch vom eigenen Lebensstil ab. Wer beruflich stark gefordert ist oder intensiv Sport treibt, braucht mehr Schlaf. Wie lange schlafen Sie? Liegen Sie im gesundheitlich günstigen Bereich von über sieben Stunden oder darunter? Da der Schlaf so wichtig für die Immunfunktion, die Gesundheit und ein langes Leben ist, fragen Sie sich bestimmt, wie Sie Ihren Schlaf verbessern können. Tatsächlich gibt es nicht den einen Schalter, der über guten oder schlechten Schlaf entscheidet. Verschiedene Parameter müssen passen. Wenn Sie herausfinden, wo (vermutlich) die Ursache Ihrer Schlafprobleme liegt, können Sie gezielter vorgehen. Denn auch wenn den Schlaf etwas Geheimnisvolles umgibt, so können Sie darauf einwirken.

Wenn es nicht so einfach ist

Vielleicht mögen Sie nun denken: Das klingt alles ja schön und gut, aber so einfach ist es bei mir selbst dann doch nicht. Und damit haben Sie natürlich recht. Es gibt immer wieder herausfordernde Situationen im Leben, in denen Sie angespannt sind, sich Sorgen um sich oder andere machen und deswegen nachts grübeln, statt einfach tief zu schlummern. Das ist normal. Ihr Immunsystem kann das normalerweise aushalten. Auch wenn es manchmal keine Möglichkeit gibt, etwas sofort zu verändern, und der beste Weg ist, die schwierige Situation als solche anzunehmen, sollten Sie darauf achten, selbst nicht zu kurz zu kommen. Denken Sie in schwierigen Phasen daran, dass Sie sich dennoch kleine Auszeiten gönnen und Freiräume schaffen, in denen Sie abschalten und regenerieren können. Denn auch wenn nicht gleich eine Immunschwäche und eine schwere Infektion droht, können sich Belastungen auf andere Weise festsetzen.

Wenn Sie dafür offen sind, können Sie Ihren Schlaf mithilfe einer Fitnessuhr tracken. Einige Geräte sind inzwischen sehr gut darin, zu messen, wie lange die einzelnen Schlafphasen dauern und wie erholsam Ihre Nachtruhe war. Manche Menschen finden es beruhigend, ihre Werte zu kennen, und vielleicht festzustellen, dass der Nachtschlaf nicht so schlecht ist, wie er sich manchmal anfühlt. Andere macht es noch nervöser, zu sehen, dass die letzte Nacht noch kürzer als die vorletzte war oder dass die Tiefschlafphasen nicht lang genug waren. Halten Sie sich an Ihr Gefühl. Nutzen Sie ein Fitnessarmband oder bestimmte Apps, wenn Sie mögen, aber lassen Sie sich davon nicht zusätzlich verrückt machen

11 TIPPS FÜR BESSEREN SCHLAF

Guter oder schlechter Schlaf ist kein Schicksal, sondern kann beeinflusst werden. Diese Tipps helfen Ihnen dabei.

1 MÜDE HEISST SCHLAFEN. Dieser Tipp mag Sie irritieren, aber wenn Sie müde sind, heißt es: Gehen Sie ins Bett. Müdigkeitssignale wie Gähnen, schwere und brennende Augen ernst zu nehmen, ist ein wichtiger Schritt. Ihr Körper zeigt Ihnen deutlich, wenn er Ruhe braucht. Im Schlaf arbeitet nicht nur Ihr Immunsystem auf Hochtouren, auch Ihr Gehirn räumt auf und alle Zellen und Organe regenerieren.

2 MITTAGSSCHLAF UND POWER NAP. Tatsächlich kann Schlaf tagsüber teilweise nachgeholt werden. Ob Sie sich einen Power Nap von 15 Minuten oder einen anständigen Mittagsschlaf erlauben, liegt bei Ihnen. Doch Vorsicht: Wenn Sie abends schwer einschlafen, sollten Sie tagsüber nur kurz schlafen. Denken Sie lieber darüber nach, nachmittags auf Kaffee und Koffein zu verzichten.

3 SPORT AM ABEND. Aber sicher! Nur nicht zu intensiv und zu spät sollte er sein. Denn es dauert etwa eine Stunde, bis sich der Kreislauf beruhigt und sich die nötige Bettschwere einstellt.

4 BLAUES LICHT. Wenn die Sonne untergeht und das blaue Licht ihres Spektrums verschwindet, beginnt der Körper, Melatonin zu produzieren. Das Hormon macht müde und fördert das Einschlafen. Künstliches blaues Licht, wie es Fernseher, Tablets und Smartphones aussenden, können diesen Vorgang stören. Stellen Sie Ihr Handy auf den Dunkelmodus um und nutzen Sie die Funktion des Nachtmodus oder „Night Shift", bei dem der Bildschirm in warmes Licht getaucht wird. Noch besser ist es, in der Stunde vor dem Schlafengehen gar keine Bildschirme mehr zu nutzen.

5 LIEBER FRÜHER ALS SPÄTER. Wichtige Immunprozesse laufen in den Schlafphasen der ersten Nachthälfte ab. Daher sollten Sie lieber früher als später ins Bett gehen. Dann haben Sie auch eine höhere Chance, dass Ihr Körper den Schlaf bekommt, den er benötigt. Ohne Wecker aufzuwachen, ist ein gutes Ziel.

6 MELATONIN. Im Drogeriemarkt können Sie Melatonin-Tabletten kaufen, obwohl die Substanz eigentlich verschreibungspflichtig ist. In diesen Präparaten sind nur sehr geringe Mengen enthalten. Daneben gibt es ein als Medikament zugelassenes Produkt. Eine große Studie zeigte, dass die Einnahme von Melatonin bei Atemwegs- und Stoffwechselerkrankungen, Ein- und Durchschlafstörungen, Schlafwandeln, Schlafapnoe und Restless-Legs-Syndrom das Einschlafen fördern kann. Bevor Sie solcherlei Mittel nutzen, fragen Sie zuerst Ihren Arzt, wie Sie Ihren Schlaf fördern können, falls anderes Ihnen nicht hilft.

7 KEINEN ALKOHOL ALS EINSCHLAFHILFE. Was sich verlockend anhört, ist leider kontraproduktiv. Zwar macht Alkohol träge und müde und kann beim Einschlafen helfen, doch stört er anschließend die so wichtige Struktur des Schlafes: Die Einschlafphase wird übersprungen, der Tiefschlaf dauert länger als üblich und die REM-Phase ist verkürzt. Außerdem müssen Sie nachts öfter auf die Toilette und schnarchen tendenziell mehr. Besser geeignet ist ein warmer Hopfentee.

8 ESSEN AM ABEND LIEGT SCHWER IM MAGEN. Das ist nicht nur eine altkluge Redewendung. Tatsächlich sollten Sie abends nicht zu viel und zu fettig essen. Mit zu vollem Magen wird das Schlafen zur Herausforderung. Nachts wird die Verdauung heruntergefahren, sodass eine große Mahlzeit lange schwer im Magen liegt.

9 PROTEINE SATT. Achten Sie auf eiweißreiche Ernährung mit der Aminosäure Tryptophan, den Nährstoffen Magnesium, Zink, Vitamin B6, Folsäure und Vitamin C (siehe S. 105), denn sie werden für die Produktion von Serotonin benötigt, aus dem das Melatonin gebildet wird. Ein hoher Serotoninspiegel ist aber auch sonst wünschenswert. Denn das Hormon vermittelt das Gefühl der inneren Ruhe, Gelassenheit und Zufriedenheit.

10 VITAMIN-D-CHECK. Vitamin D (siehe S. 109) konnte in Studien die Schlafqualität signifikant verbessern. Sprechen Sie mit Ihrer Ärztin über eine mögliche Einnahme eines Vitamin-D-Präparats (siehe S. 113).

11 KREISENDE GEDANKEN ABSCHALTEN? Kennen Sie das? Sie gehen müde ins Bett, freuen sich nach einem anstrengenden Tag aufs Einschlafen und dann springt das Gedankenkarussell an. Der Streit mit der Chefin, der nicht erledigte Einkauf usw. Wenn es Ihnen abends oder auch beim Aufwachen nachts schwerfällt, die Gedanken zur Ruhe zu bringen, probieren Sie eine Atemmeditation (siehe S. 69). Psychologen empfehlen auch alle Probleme und noch zu erledigende Dinge aufzuschreiben, bevor man ins Bett geht. Damit können kreisende Gedanken um die To-dos erst einmal aus dem Kopf verbannt werden.

Stress ade – Immunsystem juchhe!

Sich unangenehm gestresst zu fühlen, wirkt sich physiologisch aus und bringt das Immunsystem aus dem Takt.

Stress ist Ihnen bestimmt nicht fremd, vielleicht sogar ein täglicher Begleiter. Auf die Frage nach dem eigenen Wohlbefinden hat sich bei vielen Menschen bereits die Antwort „Etwas stressig gerade" eingebürgert. Gehören Sie auch dazu? Doch so verbreitet das Wort „Stress" auch ist, so unterschiedlich wird es verwendet. Daher hier eine Definition, wie Stress in diesem Buch verstanden wird: Stress ist mit Blick auf den Körper und das Immunsystem alles, was einen starken Reiz auslöst. Das kann scharfes Essen genauso sein wie großer Hunger, eine kalte Dusche, eine schlaflose Nacht, ein Sonnenbrand, Umweltgifte, eine Coronainfektion, hoher Blutdruck, Einsamkeit und jede chronische Erkrankung. Für das Immunsystem ist es gleichgültig, ob ein Stressor von außen einwirkt (zum Beispiel der Chef, der Ihnen Druck macht, oder eine offene Wunde) oder ob sich der Störfaktor innerhalb des Körpers befindet (zum Beispiel eine Verletzung im Muskel oder eine große Menge Alkohol) – die Reaktion darauf ist grundsätzlich ähnlich. Als Antwort auf den Trigger werden die verschiedenen Stufen der Abwehr aktiviert. Dadurch entsteht eine Entzündung, die die Reparaturmechanismen anregt. Wichtig ist wiederum die Unterscheidung, ob ein Reiz nur kurzfristig – man spricht von „akut" – auftritt oder dauerhaft, also „chronisch" vorhanden ist. Akuter Stress ist – sofern er nur gelegentlich vorkommt – für das Immunsystem förderlich, denn es ist dafür gemacht, sich um aufgetretene Veränderungen zu kümmern, um alle Systeme im Körper immer wieder zurück in ein Gleichgewicht (Homöostase) zu bringen. Das geschieht durch den täglichen zeitlichen Rhythmus (zirkadianer Rhythmus), der wiederum durch periodisch ansteigende und abfallende Mengen bestimmter Hormone (vor allem Kortisol, Adrenalin, Noradrenalin) gesteuert wird (siehe S. 54). So wird die Qualität der Abwehr aufrechterhalten und die Quantität an Immunzellen auf der notwendigen Zahl gehalten.

Akuter Stress – der Lebensretter

Stellen Sie sich vor, Sie wachen morgens entspannt auf, fühlen sich ausgeschlafen. Ihr Blick fällt auf die Uhr. Verschlafen! Der Schreck, der Ihnen in die Glieder fährt, Sie aus dem Bett springen lässt und bewirkt, dass Sie innerhalb weniger Minuten das Haus verlassen, entsteht durch Adrenalin, das durch Aktivierung des sympathischen Nervensystems und auf Befehl des Hypothalamus sofort in großer Menge ins Blut geschickt wird. In Sekundenschnelle ist Ihr ganzer Körper in Alarmbereitschaft. Der Herzschlag beschleunigt sich, der Blutdruck steigt, Ihre Pupillen weiten sich, Ihre Aufmerksamkeit ist hoch. Auch das Immunsystem wird durch diesen Schock in Reaktionsbereitschaft versetzt.

Um das Entzündungsgeschehen, das der Stress beziehungsweise das Adrenalin auslöst, nicht zu stark werden zu lassen, wird dann der Entzündungshemmer Kortisol über das Blut durch den Körper geschickt. Wie wir im Kapitel zum Schlaf gesehen haben, bewirkt der Anstieg von Kortisol eine Dämpfung der T-Lymphozyten. Da der Hypothalamus als Schaltzentrale des Stresssystems im Gehirn nicht unterscheiden kann, ob es sich um einen weniger wichtigen Auslöser, wie einen verpassten Termin oder um eine lebensbedrohende Situation wie ein Feuer handelt, ist die körperliche Reaktion darauf dieselbe. Deswegen muss das Immunsystem als großer Energiefresser vorerst ausgebremst werden. Das geschieht durch die Regulierung der unterschiedlichen Hormone. Sind Sie später wieder in Ihrem Zeitplan, beruhigt sich Ihr Stresssystem innerhalb weniger Stunden und Sie entspannen sich. Das also ist eine akute Stressreaktion: Ihr Körper startet ein System, mit dem das Problem angegangen werden kann, und wenn es vorbei ist, kehrt wieder Ruhe ein. Dieser Mechanismus ist sinnvoll und gesund. Mit ruhiger und tiefer Bauchatmung (siehe S. 68) können Sie dazu beitragen, trotz starker Hormonausschüttung und daher innerlich hoher Erregung, weiter handlungsfähig zu bleiben.

(!) AKUTER STRESS MACHT LEISTUNGSFÄHIG: Die Ausschüttung der Stresshormone versetzt den Körper in einen Zustand erhöhter Wachsamkeit, Aufmerksamkeit und Alarmbereitschaft. Das ist in vielen Situationen sogar hilfreich. Die Nervosität vor Prüfungen, Lampenfieber vor Auftritten oder Sportwettkämpfen wirkt wie körpereigenes Doping und macht leistungsfähiger.

Chronischer Stress – der Immunsaboteur

Aber Vorsicht: bei chronischem Stress hingegen befinden sich Ihr Hypothalamus, Ihr Hormon- und Immunsystem ständig in dem erschreckten Zustand direkt nach dem Blick auf die Uhr. Die Adrenalin- und Kortisolmengen im Blut sind dauerhaft zu hoch. Phasen fehlen, in denen das System regeneriert, Inventur betreibt und alles wieder ins Gleichgewicht bringt. Der Kreislauf aus Anfluten und Abfallen von Hormonen, die Umverteilung von Immunzellen im Tagesverlauf, der Wechsel von Anspannung und Entspannung fehlen. Ein stetiges Gefühl der Unruhe, Reizbarkeit und der Bedrohung bleibt. Das beeinträchtigt nicht nur Ihr seelisches Wohlbefinden. Fehlt der Reiz des anflutenden Kortisols am Morgen nach einer kortisolarmen Nacht, fühlen Sie sich schlapp.

Die Folge: schwelende Entzündungen an vielen Stellen. Wer unter chronischem Stress leidet, hat ein deutlich erhöhtes Risiko für einen Herzinfarkt oder einen Schlaganfall. Der dauerhaft gestresste Körper produziert mehr Noradrenalin, das über Zwischenschritte die Bildung einer zu großen Anzahl weißer Blutkörperchen bewirkt. Eine Kettenreaktion gerät in Gang: Große Mengen von Monozyten und Neutrophilen dringen häufiger in die Plaques an den Wänden der Arterien ein, die sich im Lauf des Lebens dort abgelagert haben. Diese schwellen an und können so groß werden, dass sie vom Blutstrom mitgerissen werden. Was zunächst gut klingt, weil die Arterienwände wieder frei werden, bringt ein Problem mit sich: Gelangt ein Plaque über den Blutstrom zum Herzen oder in ein Gefäß im Gehirn, kann er einen Pfropfen ausbilden, das Gefäß verschließen und einen Infarkt verursachen.

Auch wer sich über längere Zeit auf große Prüfungen wie ein Staatsexamen oder eine andere fordernde Prüfungssituation vorbereiten muss, ist in dieser Phase anfälliger für Erkältungskrankheiten oder Erkrankungen, die ein geschwächtes Immunsystem ausnutzen. Dann blühen die Herpesbläschen an der Lippe auf oder sogar eine Gürtelrose. Vielleicht kennen Sie selbst auch dieses Phänomen: Sie sind in einer stressigen Phase. Vor Ihrem Urlaub steht noch vieles an – die Projekte sollen abgeschlossen werden, die Urlaubsvorbereitungen brauchen Zeit, nebenher müssen noch Weihnachtsfeiern oder Sommerfeste besucht werden, Kuchen für den Basar gebacken … Sie schaffen das alles irgendwie rechtzeitig – und nach wenigen

CHECKLISTE: WIE BELASTET SIND SIE?

Schädlichen Stress merkt man nicht sofort. Einige Anzeichen zeigen Ihnen, ob Sie vielleicht doch etwas tun sollten.

KÖRPERLICHE ANZEICHEN VON STRESS

- ○ Kopfschmerzen
- ○ Bluthochdruck
- ○ Erhöhte Blutfette
- ○ Herzklopfen, Herzstolpern, Herzrasen
- ○ Verspannungen
- ○ Magenschmerzen
- ○ Verdauungsbeschwerden
- ○ Schlafstörungen
- ○ Schwindel
- ○ Gewichtszu- oder -abnahme
- ○ Hörsturz, Tinnitus

SEELISCHE ANZEICHEN VON STRESS

- ○ Nervosität und innere Anspannung
- ○ Überempfindlichkeit
- ○ Gefühle von Hilflosigkeit oder Überforderung
- ○ Pessimismus
- ○ Niedergeschlagenheit
- ○ Konzentrationsschwierigkeiten
- ○ Vergesslichkeit
- ○ Angst- oder Panikgefühle
- ○ Depressive Gedanken
- ○ Gefühle der Erschöpfung

VERHALTENSÄNDERUNG BEI STRESS

- ○ Gereizt
- ○ Abweisend
- ○ Schnelle Stimmungswechsel
- ○ Aggressiv
- ○ Misstrauisch
- ○ Selbstzerstörerisch
- ○ Keine Pausen
- ○ Ungesundes, schnelles Essen
- ○ Alkohol- und Nikotinkonsum
- ○ Rückzug

Tagen im Urlaub werden Sie krank. Dann haben die Stresshormone Ihnen eine Zeit lang Superkräfte verliehen. Wenn die Erholung einsetzt, zeigt sich, dass das Immunsystem in dieser Phase geschwächt wurde.

FLOW – POSITIVER STRESS TUT GUT: Stress muss nicht immer nur negativ sein (Distress). Eustress sind positive, erfreuliche Reize, zum Beispiel starke positive Gefühle, Freude über ein erreichtes Ziel, ein anspruchsvoller Job oder ein wohltuendes Hobby. Dieser positive Stress hat wiederum sehr günstige Auswirkungen auf das Immunsystem. Er steigert die Widerstandskraft, während Distress sie schwächt. Mehr „Eu" und weniger „Di" ist für das Immunsystem und das persönliche Wohlbefinden wünschenswert.

Natürlich gibt es im Leben auch Phasen, in denen starke Belastungen vorherrschen. Trennungen, Lebensumbrüche, der Verlust des Arbeitsplatzes, Tod und Trauer kommen vor und belasten Körper und Seele. In solchen Situationen ist es nicht sinnvoll, sich zusätzlich um das Immunsystem zu sorgen. Meist schaltet der Körper sowieso auf eine Art Autopilot, um Sie so gut wie möglich durch das tiefe Tal zu bringen. Mit dem Nachlassen der Belastung normalisiert sich langsam auch die Immunfunktion. Falls Sie sich übermäßig angestrengt und gestresst fühlen, sollten Sie nicht zögern, einen Arzt aufzusuchen. Nehmen Sie Ihre Beschwerden ernst, denn eine starke Belastung kann beispielsweise auch in eine depressive Verstimmung oder mehr führen.

Wenn Sie ein oder mehrere Stressanzeichen über einen längeren Zeitraum bei sich beobachten können, sind Entzündungsprozesse in Ihrem Körper aktiv und die Funktion des Immunsystems ist vermindert. Das bedeutet noch nicht, dass Sie sofort eine schwere oder chronische Krankheit entwickeln. Dennoch beeinträchtigt Stress nachgewiesenermaßen die Immunfunktion. Ob Stressabbau direkte positive Auswirkungen auf die Immunfunktion hat, wurde bisher nur in wenigen wissenschaftlichen Studien untersucht. Sie sollten daraufhin arbeiten, dass Stress gar nicht erst entsteht und vor allem nicht dauerhaft! Die nun folgenden Empfehlungen sollen Ihnen einige Methoden an die Hand geben, mit denen Sie Ihren Stress vielleicht reduzieren oder vermeiden können.

Atmen gegen den Stress

Die Atmung ist einer der grundlegendsten Abläufe in unserem Körper und funktioniert in der Regel autonom, also unabhängig von unserem Bewusstsein, egal ob wir daran denken oder gerade schlafen. Gleichzeitig beeinflussen Gefühle und Zustände unsere Atmung. Sind wir entspannt und zufrieden, atmen wir ruhig und tief. Sind wir angespannt oder ängstlich, spannen wir die Schultermuskulatur und sämtliche Muskeln des Oberkörpers an und atmen nur flach in den Brustkorb, anstatt tief in den Bauch hinein.

E-MAIL-APNOE: Manchmal halten wir sogar vor lauter (An)Spannung die Luft an, ohne es zu merken. Forscher sprechen bei diesem häufig mit Stress verbundenen Phänomen von der „E-Mail-Apnoe". Sobald wir unser E-Mail-Postfach öffnen, sind wir in Habachtstellung und verkrampfen häufig unseren Brustkorb. Somit drücken wir uns selbst die Luft ab.

Wenn wir uns körperlich anstrengen, nehmen wir automatisch unser gesamtes Lungenvolumen in Anspruch und nutzen die Zwerchfellatmung bis tief in den Bauch hinein. Mit dieser tiefen Atmung können wir das theoretisch nur unbewusst agierende vegetative Nervensystem, und damit unser Stresssystem, beeinflussen. Das vegetative Nervensystem besteht aus zwei Gegenspielern: dem Sympathikus oder sympathischen Nervensystem, das für „fight & flight", also die Kampf- und Fluchtreaktion, zuständig ist, und dem Parasympathikus oder parasympathischen Nervensystem, das für „rest & digest", also Entspannung und Verdauung, zuständig ist. Mithilfe tiefer, langsamer Atmung kann der Parasympathikus aktiviert werden, was zur Entspannung führt. Entspannung bedeutet für den Körper eine Verminderung des Stresses, wodurch sich die Ausschüttung von Hormonen normalisieren kann und entzündliche Vorgänge verringert werden. Das Herzstück einer entspannenden Atmung ist, eineinhalb bis zweimal länger aus- als einzuatmen. Das können Sie üben und als effektive Methode der Selbstregulation in Ihren Alltag integrieren. Mit diesem Rhythmus – vier Sekunden ein- und sechs Sekunden ausatmen – kommen Sie auf sechs Atemzüge pro Minute. Bei dieser Frequenz synchronisieren sich die Atmung, der Herzschlag und die Hirnwellen, wie es auch während des Tiefschlafs geschieht. Durch die lange Ausatmung entlasten Sie das Herz, weil es

TIEFE BAUCHATMUNG

Mit dieser Übung finden Sie innerhalb weniger Minuten zurück zu Ruhe und Gelassenheit.

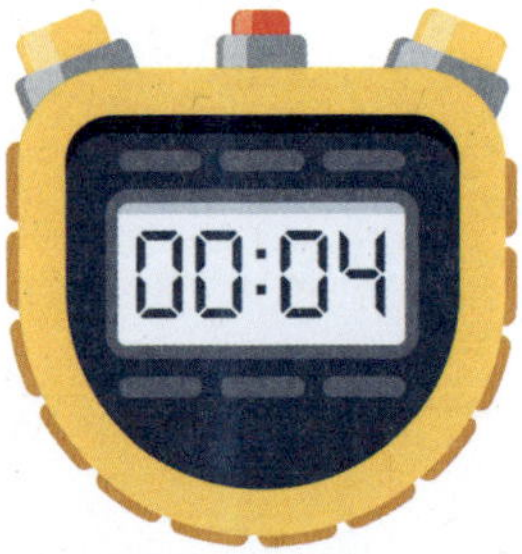

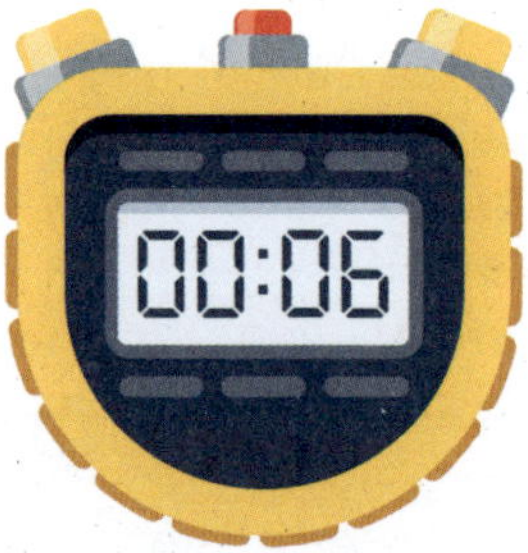

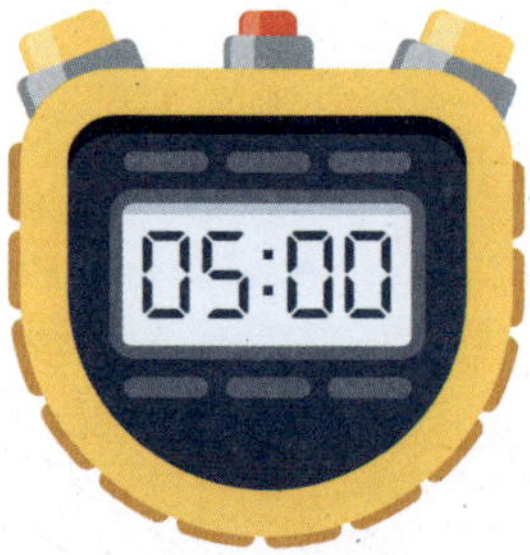

VIER SEKUNDEN EIN

Wenn Sie noch ungeübt in Atemtechniken sind, nehmen Sie sich zu Beginn etwas Zeit und suchen Sie sich einen ruhigen Ort. Setzen oder legen Sie sich hin und beginnen Sie, tief in den Bauch zu atmen, sodass sich die Bauchdecke beim Einatmen hebt, beim Ausatmen senkt. Atmen Sie für vier Sekunden oder vier Zähler langsam und tief in den Bauch ein.

SECHS SEKUNDEN AUS

Atmen Sie nun langsam für sechs Sekunden oder sechs Zähler aus. Wenn Sie sich wohlfühlen, können Sie damit beginnen, die Ausatmung nach und nach zu verlängern. Die exakte Dauer der Atemzüge ist weniger entscheidend. Wichtig ist die längere Ausatemdauer. Diese können Sie auch nach und nach verlängern, aber immer so, dass Sie sich dabei wohlfühlen.

FÜNF MINUTEN LANG

Wiederholen Sie diesen Rhythmus für drei bis fünf Minuten. Wichtig: Beginnen Sie den Zyklus immer mit einer langsamen Einatmung. Sie können zu Beginn eine Uhr nutzen oder aber im Geist mitzählen. Sie werden schnell lernen, die Zeit einzuschätzen. Und wenn Ihnen die Bauchatmung guttut, spricht nichts dagegen, diese auch länger zu machen.

während der Ausatmung seinen Takt verlangsamt. Das mindert direkt Stress im Körper und beruhigt die Seele. Sie schaffen es, länger auszuatmen? Das ist in Ordnung. Weniger als sechs Atemzüge pro Minute haben dieselbe Wirkung, solang Sie es entspannt schaffen. Achten Sie daher darauf, Ihren Kiefer, Ihr Gesicht und Ihre Rumpfmuskulatur locker zu lassen. Gönnen Sie sich mindestens zweimal täglich mehrere Minuten dieser Atemtechnik zur Entschleunigung und Stressminderung.

IM QUADRAT ATMEN: Dabei stellen Sie sich ein Quadrat vor, um das Sie herumatmen. Sie atmen beispielsweise vier Zähler lang ein, halten vier Zähler die Luft an, atmen vier Zähler aus und halten vier Zähler die Luft an. Dann beginnen Sie einen erneuten Zyklus. Diese Methode eignet sich besonders in stressigen Situationen, wenn mentale Ruhe nötig ist, ohne die Aufmerksamkeit zu verringern. Sportlerinnen und Sportler setzen die Quadrat-Atmung gerne ein.

Atmen für Fortgeschrittene

Die alte tibetische Tummo-Atemtechnik, zeigt, was mit der Atmung alles erreicht werden kann. Die Methode trägt zu Recht den Namen „Meditation des inneren Feuers“ und wird von tibetischen Mönchen seit 1 000 Jahren praktiziert, um in kalten Gegenden Auskühlung zu verhindern. Den Mönchen gelingt es damit, sich braunes Fettgewebe anzutrainieren und ihre Körpertemperatur anzuheben. Anders als die beschriebenen Techniken, die auf den Parasympathikus abzielen und entspannend wirken, stimuliert die Tummo-Atmung den Sympathikus und damit die Kampf- und Fluchtreaktion, sodass Adrenalin und Kortisol ausgeschüttet werden. Adrenalin, Kortisol und Stress – diese Mischung klingt auf den ersten Blick nicht gesundheitsfördernd, aber tatsächlich ist sie das: Eine kurzfristige Aktivierung des sympathischen Nervensystems schwächt Entzündungsprozesse im Körper ab, entzündungsfördernde Botenstoffe (TNF-alpha und bestimmte Zytokine) werden unterdrückt und die Immunabwehr stark aktiviert. Normalerweise findet eine Adrenalinausschüttung statt, wenn ein Mensch Angst hat. Das Besondere dieser Atemtechnik ist, dass der Erregungszustand freiwillig gewählt wird und daher nicht mit einem Gefühl von Angst oder Bedrohung verbunden ist.

Auf eine Phase der Hyperventilation (mehr Luft als benötigt wird eingeatmet) folgt eine Phase, in der die Luft angehalten wird. Aus einer entspannten Position im Liegen oder Sitzen wird tief und intensiv in den Bauch und den Brustkorb eingeatmet. Beim Ausatmen strömt die Luft aus der Lunge. Sofort erfolgt die nächste tiefe Einatmung. Dieser Vorgang wird etwa 30-mal wiederholt. Durch diese Phase der Hyperventilation steigt der pH-Wert im Blut an, es wird alkalischer. Nach dem letzten Ausatmen wird die Luft für etwa eine Minute (oder solange es angenehm ist) angehalten. Das Gehirn merkt, dass die Atmung ausgesetzt hat und keine Luft in der Lunge ist. Das ist ein Stresssignal, das zur Aktivierung des sympathischen Nervensystems und der Ausschüttung von Adrenalin führt. Wenn der Atemreiz stark wird, wird einmal tief eingeatmet und die Luft für 15 Sekunden angehalten. Danach erfolgt eine Ausatmung. Nun ist der erste Zyklus aus Hyperventilation und Luftanhalten abgeschlossen. Ohne Pause schließen sich zwei oder mehr weitere Zyklen an, bei denen häufig die Phasen des Luftanhaltens immer länger werden. Die gesamte Übung dauert je nach Dauer des Luftanhaltens etwa eine Viertelstunde. Aber machen Sie diese Übung immer mindestens zu Zweit oder unter professioneller Aufsicht, denn Sie kann zu Ohnmacht führen.

(!) NICHT FÜR JEDEN: Die Tummo-Atmung ist körperlich sehr anstrengend. Bei Ungeübten kann Sie sogar zu Ohmachtsanfällen führen. Menschen mit Herz-Kreislauf-Erkrankungen (zum Beispiel Angina Pectoris, Bluthochdruck >160 mm Hg), Erkrankungen der Nieren, der Lunge (Asthma, COPD) oder Epilepsie sollten sich zuvor unbedingt ein ärztliches Okay einholen. Da diese Technik sehr anstrengend ist, sollte sie Ihnen immer ein Profi beibringen!

In einer Studie mit wenigen Freiwilligen (24 Teilnehmer), die eine geringe Menge eines Toxins (Giftstoffs) gespritzt bekamen, stieg bei den Probanden, die diese Atemtechnik durchführten, nach 30 Minuten die Adrenalinkonzentration stärker an als bei den ersten Bungee-Jumpern. Bei den Testpersonen stieg auch die Anzahl der Leukozyten deutlich an, während das bei der Kontrollgruppe nicht passierte. Inzwischen haben mehrere wissenschaftliche Untersuchungen Hinweise gegeben, dass mit dieser Atemtechnik das Immunsystem aktiviert werden könnte. Überraschend für die Wissenschaft und sehr spannend daran ist, dass sich mithilfe dieser Methode Funktionen, die der unwillkürlichen Steuerung des Körpers unterliegen, praktisch doch willentlich beeinflussen lassen. Zwar wurde die Methode noch nicht bei chronisch-entzündlichen Erkrankungen wie der Autoimmunerkrankung rheumatoide Arthritis untersucht, doch bei der Behandlung von Autoimmunerkrankungen werden Medikamente eingesetzt, die genau das machen: die Bildung proinflammatorischer Zytokine unterdrücken oder die Bindung an deren Rezeptoren auf den Zellen verhindern. Selbstverständlich ist die Tummo-Atmung kein Ersatz für eine notwendige medizinische Behandlung.

Es existieren zahlreiche weitere Atemtechniken und Atemmeditationen, zum Beispiel die Pranayama-Atmung aus dem Yoga oder die 4-7-8-Atmung (vier Zähler einatmen, sieben Zähler Luft anhalten, acht Zähler ausatmen). Wissenschaftliche Evidenz hinsichtlich ihrer Wirkungen gibt es jedoch bisher kaum. Anhand der hier vorgestellten Methoden können Sie entscheiden, mit welcher Strategie Sie am besten zurechtkommen und womit Sie sich wohlfühlen. Wollen Sie lieber auf das entspannende Element setzen, dann nutzen Sie die lange Ausatmung oder die Quadrat-Atmung. Möchten Sie aktiv dem sympathischen Nervensystem einen Schubs geben, dann probieren Sie unter fachlicher Anleitung die Tummo-Atmung.

DURCH DIE NASE: Atmen Sie überwiegend durch die Nase, zumindest bei der Einatmung. Auf ihrem Weg durch die Nase wird die Luft angewärmt, angefeuchtet und gefiltert. Bei jeder Einatmung wird dem Luftstrom aus den Nasennebenhöhlen ein Schuss Stickstoffmonoxid (NO) zugegeben, ein Gas mit vielfältigen Funktionen. Es ist daran beteiligt, die Blutgefäße zu weiten, wodurch die Lunge besser durchblutet wird und der Blutdruck sinkt. Mit der Nasenatmung können Sie etwa 18 Prozent mehr Sauerstoff aufnehmen.

Ein inneres Gleichgewicht kommt Ihrem Immunsystem zugute. Abgesehen von Atemtechniken existieren zahlreiche weitere Methoden zur Stressreduktion. Sie sollten sich diejenigen auswählen, die Ihnen guttun, auch wenn sie hier nicht aufgeführt sind. Vielen Menschen helfen Entspannungsmethoden, andere mögen sich gerne beim Sport auspowern (achten Sie dabei auf nicht zu hohe Intensität, siehe S. 95). Wenn Sie schon Aktivitäten gefunden haben, bei denen Sie Ihr Anspannungsniveau vermindern können, bleiben Sie dran! Gönnen Sie sich regelmäßig ganz bewusste Auszeiten, um Stress zu reduzieren. Die folgenden Übungen und Tipps sind als Impulse zu verstehen und sollen Ihnen dabei helfen, eine wirksame individuelle Entspannungsroutine für sich zu finden und Ihrem Stress etwas entgegenzusetzen.

Die innere Balance finden

Achtsamkeit: Achtsamkeit ist ein Schlagwort, das bei manchen Menschen schon gleich wieder Stress auslöst. Aber ohne die vielen spirituellen Einflüsse bedeutet Achtsamkeit, „geistesgegenwärtig" zu sein, und mit den Gedanken nicht beim Streit von gestern Abend, beim Einkaufszettel von heute Nachmittag oder bei sämtlichen „Was wäre wenn"-Gedankenkreiseln zu verharren. Sich ganz konzentriert damit zu beschäftigen, was jetzt gerade in dieser Situation die Aufmerksamkeit fordert, wie Sie sich fühlen, was Sie sehen, spüren, fühlen oder schmecken, vermindert Stress. Es führt auch dazu, präsenter und konzentrierter zu sein und den aktuellen Moment besser wahrnehmen zu können. Wege zu mehr Achtsamkeit gibt es viele und Sie sollten ausprobieren, welcher Ihnen am besten liegt. Es gibt kein Richtig oder Falsch. Setzen Sie Ihre Sinne bewusst ein: Beginnen Sie mit einer einfachen Übung. Achten Sie bei einer Mahlzeit darauf, wie etwas riecht, schmeckt, welches Gefühl es im Mund erzeugt, welche Temperatur es hat. Oder laufen Sie barfuß und nehmen Sie wahr, wie sich die Untergründe anfühlen. Nehmen Sie auch wahr, wenn etwas unangenehm ist. Es geht nicht darum, das Unangenehme zu verbannen, sondern es einfach wertfrei wahrzunehmen. Schon wenige Minuten am Tag helfen dabei, die Stressspirale zumindest für einen Moment zu durchbrechen. Mit ein wenig Übung wird es Ihnen besser gelingen, sich auf den aktuellen Moment einzulassen. Vielleicht möchten Sie der Achtsamkeit oder dem Achtsamkeitstraining mehr Raum einräumen. Dann können Sie auch meditieren – allein oder in einer Gruppe – oder einen Kurs für MBSR, Mindfulness Based Stress Reduction (Achtsamkeitsbasierte Stressreduktion), besuchen. Viele Krankenkassen übernehmen einen Anteil der Kosten von zertifizierten Anbietern.

Yoga, Qigong und Tai-Chi: Bei allen drei asiatischen Lehren steht eine Kombination aus Atmung, Bewegung und Konzentration (Achtsamkeit) im Zentrum. Wer den Fokus auf die Entspannung legen möchte, ist beim Qigong gut aufgehoben. Beim Yoga gibt es viele unterschiedliche Varianten, die von Entspannung bis zum schweißtreibenden Training reichen. Einige Yogaarten aktivieren das sympathische Nervensystem. Wenn Sie einen Kurs machen möchten, erkundigen Sie sich vorab, welche Eigenschaften die angebotene Yogaform hat und prüfen Sie, ob diese zu Ihnen und Ihrem angestrebten Ziel passt. Tai-Chi ist aus einer sehr alten Kampfkunst abgeleitet. Inzwischen steht dabei der gesundheitsförderliche Aspekt im Vordergrund. Die Bewegungen werden sehr harmonisch, langsam und entspannt ausgeführt, das kann Ihren Geist und Körper beruhigen. Für alle drei Lehren gibt es Hinweise auf stressmindernde und entspannende Effekte.

Singen, Summen, Brummen: Beim Singen schwingen die Stimmbänder, die in der Nähe des Vagusnervs verlaufen. Der Vagusnerv ist der größte Nerv des parasympathischen (entspannenden/vegetativen) Nervensystems. Er entspringt dem Gehirn und verläuft entlang der Speiseröhre bis in den Bauchraum. Ist er aktiv, gibt er positiv wirkende Reize weiter und fördert so positive Effekte in den von ihm angesteuerten Organen, dem Magen-Darm-Trakt, dem Herz und der Lunge. Singen macht also nicht nur Freude sondern stimuliert im Körper stressmindernde Reaktionen. Außerdem fördert es die Ausschüttung von entzündungsreduzierenden Botenstoffen (Zytokinen), senkt den Kortisolspiegel und erhöht die Werte des Bindungshormons Oxytocin im Blut. Wenn Sie partout nicht singen möchten, hören Sie wenigstens Musik. Auch das hat Wirkungen auf das Oxytocin, das Kortisol und den Herzschlag.

Mit Gerüchen Stress mindern: Sicherlich können bestimmte Gerüche Stress nicht komplett ausschalten, aber sie können durchaus dabei unterstützen, eine gewissen Entspannung zu erfahren. Gerüche und Assoziationen mit ihnen sind ganz tief im Gehirn verankert. Noch Jahre oder Jahrzehnte später können bei bestimmten Gerüchen Erinnerungen abgerufen werden – schöne aber genauso schlechte. Einigen Ölen werden beruhigende, stressreduzierende und schlaffördernde Wirkungen nachgesagt. Probieren Sie einfach aus, ob Sie Lavendelduft, Limette oder Mandarine als entspannend empfinden. Reiben Sie entweder ein bis zwei Tropfen eines hochwertigen Öls auf die Innenseite der Handgelenke oder vernebeln Sie das Öl zusammen mit Wasser in einer Duftlampe. Aber Achtung, nicht zu viel auf einmal, denn manche Öle können Atemprobleme oder Hautreizungen auslösen. Gehen Sie die Dosierung langsam an und tasten Sie sich in Ihr Wohlfühlspektrum vor.

Waldbaden und die Natur genießen: In Asien wird der Aufenthalt in Wäldern, das sogenannte Waldbaden, zu therapeutischen Zwecken eingesetzt. Dieser Trend schwappt allmählich auch nach Europa über. Die von Bäumen, Pflanzen sowie von bodenlebenden Organismen freigesetzten flüchtigen Duftstoffe sollen für die Wirkungen verantwortlich sein. Dadurch sollen sich günstige Effekte auf das Herz-Kreislauf-System und das Immunsystem ergeben. Einige Studien gaben Hinweise auf Verbesserungen bei Asthma, eine Verringerung entzündungsfördernder Zytokine und eine Verbesserung der Aktivität der natürlichen Killerzellen. Leider sind die Studien oft nicht von guter Qualität, sodass die Beweiskraft (Evidenz) gering ist. Unbestreitbar ist aber: Bewegung oder ein Aufenthalt in der Natur, ob Feld, Wald oder Wiese, tut gut und hat schon allein deswegen stresslindernde Effekte.

Hormese – widerstandsfähiger durch kleine Stressdosen: Bestimmt haben Sie schon einmal das Sprichwort gehört: „Was dich nicht umbringt, macht dich härter." Tatsächlich steckt dahinter ein biologisches Prinzip, das der schweizer Arzt Paracelsus in der Hypothese der Hormesis formulierte: Er war der Überzeugung, dass ein Gift oder eine schädliche Substanz in geringen Dosen positive Effekte auf den Körper haben kann. Nach der Vorstellung würden Zellen ein Gift oder einen Stressreiz kennenlernen und Abwehrmechanismen entwickeln, sodass die Widerstandskraft wächst. Bei einem erneuten Kontakt mit dem Gift ist der Körper besser vorbereitet. Tatsächlich ist Hormesis auch bei psychischen Stressoren zu beobachten. Kleine Dosen wirken therapeutisch und fördern die Stressresistenz, in höheren Dosen ist der Stressreiz schädlich. Aber neben Giftstoffen können auch psychischer Stress, Hitze, Kälte, Sport oder Fastenkuren in zu hoher Dosis dem Körper erheblichen Schaden zufügen. Richtig dosiert können die gleichen Stressoren die Gesundheit fördern, indem sie die Widerstandskraft stärken. Deswegen ist Sport so gesund: Die winzigen Verletzungen, die beispielsweise dem Muskel zugefügt werden, führen zu einer Anpassung und Kräftigung.

Nur kein Stress beim Stressabbau

Vielleicht konnten Sie aus diesem Kapitel mitnehmen, dass und warum es sich – auch mit Blick auf Ihr Immunsystem – lohnt, Stress möglichst zu reduzieren und dazu an der Schlafdauer, der Schlafqualität und Ihrer Atmung zu „arbeiten". Hoffentlich fühlen Sie sich dadurch aber nun nicht noch gestresster! Das wäre nämlich kontraproduktiv. Picken Sie sich die Dinge aus der Auswahl der letzten Seiten heraus, an denen Sie Spaß haben oder die Sie neugierig gemacht haben. Es ist besser, eine Sache mit Freude und Regelmäßigkeit in den Alltag zu integrieren, als jedem Trend hinterherzuhetzen und sich dabei konstant unter Druck zu setzen. Eine Atemmeditation „noch schnell" zwischen Spülmaschine-Ausräumen und den Nachrichten in den Kalender zu schreiben, wird nicht die erhoffte Wirkung bringen. Wenn Sie es jedoch schaffen, sich feste Zeiten für etwas freizuhalten, das Ihnen guttut, werden Sie bald die positiven Effekte merken.

Die Stressreduktion ist zwar ein wichtiges Element, um dem Immunsystem ins Gleichgewicht zu helfen, doch es gibt auch noch weitere Teile, die das Puzzle ergänzen. In den nächsten beiden Kapiteln erfahren Sie, wie Sie Ihr Immunsystem mit Bewegung unterstützen und welche Nährstoffe neben einer allgemein ausgewogenen Ernährung besonders wichtig für ein aktives Immunsystem sind.

Und denken Sie daran: Gemeinsam geht es oft leichter. Sehr vielen Menschen hilft es, sich Gleichgesinnte zu suchen, um etwas zu erreichen. Besonders für Sport und Bewegung, aber auch für Entspannungs-, Ernährungsprogramme und Rauchentwöhnung gibt es zahlreiche Gruppenangebote – als Präsenzkurse, aber auch immer mehr als Onlineangebote. Probieren Sie aus, welche Variante für Sie am besten funktioniert. Scheuen Sie sich nicht davor, den Kurs zu wechseln, wenn die Teilnahme Sie mehr stresst als entspannt. Doch behalten Sie im Kopf: Veränderung ist erst mal anstrengend und erfordert Willensstärke, bis sich eine Routine eingestellt hat. Hinterfragen Sie daher auch, aus welchen Gründen Sie unzufrieden sind.

Viele Krankenkassen zahlen einen Teil des Kursbetrags. Erkundigen Sie sich vor Beginn bei Ihrer Krankenkasse. Nach und nach können Sie so gemeinsam mit anderen Menschen neue Verhaltensweisen in Ihren Alltag integrieren. Jeder kleine Schritt in die richtige Richtung ist ein guter Schritt!

IMMUNBOOSTER BEWEGUNG: JEDER SCHRITT ZÄHLT

Der Mensch braucht Bewegung. Für die Gesundheit ist sie so wichtig wie die Luft zum Atmen. Gönnen Sie sich ruhig ein bisschen mehr davon!

Muskel, oh Muskel, wir preisen deine Stärke

Die Muskeln haben in der medizinischen Forschung einen raketenhaften Aufstieg hingelegt. Und das aus gutem Grund.

Früher dachte man, die Muskulatur sei nur ein mechanisches System, das über Kontraktion und Entspannung von Spieler und Gegenspieler die Bewegungen steuere. Doch das war weit gefehlt. Außerdem glaubte man, die Zahl der Muskelfasern stünde von Geburt an fest und ein Training würde lediglich ein Verdicken der Fasern bewirken. Heute ist man schlauer. Neue Forschungen weisen darauf hin, dass sich durch Sport sehr wohl neue Muskelfasern bilden. Die Erkenntnis, dass die Muskulatur das größte und ein sehr wichtiges Stoffwechselorgan und immunologisch aktiv ist, war Anfang des Jahrtausends wie ein Paukenschlag und läutete eine Zeitenwende ein – auch für das Immunsystem.

Das Muskelgewebe ist also alles andere als ein reines Stützgewebe. Es trägt entscheidend zur Gesundheit bei. In der Muskulatur werden Zytokine (siehe S. 15) gebildet, Myokine genannt. Sie werden während sportlicher Aktivität im Muskel produziert und teilweise direkt vor Ort verbraucht, teilweise auch über die Blutbahn verteilt und in anderen Organen verwendet. Über 1 000 unterschiedliche Varianten sind inzwischen bekannt. Anders als viele Zytokine mit entzündungsfördernden Eigenschaften, schreibt man den Myokinen vor allem positiven Einfluss auf den Organismus zu. Ein weiterer Unterschied der Myokine ist, dass sie nicht wie die meisten Zytokine vor allem lokal wirken, sondern über die Blutbahn verteilt werden und die Reaktionen in vielen anderen Organen steuern können. Dabei haben diese Botenstoffe unterschiedlichste Aufgaben: Sie steuern die Energieversorgung des Muskels, indem sie Glukosevorräte aus der Leber anfordern oder die Fettverbrennung anregen, sie hemmen Entzündungen und regen die Bildung neuer Blutgefäße an. Die Krux ist, dass sie nur während körperlicher Aktivität ausgeschüttet werden, in besonders hohem Maße während eines Krafttrainings.

IL-6: Das am besten untersuchte Myokin IL-6 steigt während körperlichen Trainings auf das bis zu 100-fache Niveau des Ruhewerts an. Wird IL-6 von anderen Organen und im Zusammenspiel mit IL-1 und TNF-alpha freigesetzt, fördert es Entzündungen. Bei körperlich wenig aktiven Menschen ist ein hoher IL-6-Wert sogar ein schlechtes Zeichen und ein Marker für starke entzündliche Prozesse.

Die Skelettmuskulatur – also die Muskeln, die für willentliche Bewegung zuständig sind – ist massemäßig betrachtet das größte Organ des Körpers. Daher kann sie großen Einfluss auf den Rest des Organismus ausüben – aber eben nur, wenn wir uns bewegen. Das alleinige Vorhandensein eines Muskels bringt nur wenig. Die positiven Effekte, die Sport und Bewegung hervorrufen, sind wirklich unschlagbar: Muskelmasse mit antientzündlichem Potenzial wird aufgebaut, entzündungsförderndes Fettgewebe wird abgebaut, systemische Entzündungswerte reduzieren sich, das Herz-Kreislauf-System wird gestärkt, die Immunfunktion wird verbessert. Falls Sie noch nicht komplett überzeugt sind, sich doch etwas mehr zu bewegen, lesen Sie unbedingt weiter. Noch nie wird es Ihnen so schlüssig vorgekommen sein, sich regelmäßig (mehr) zu bewegen, als nach der Lektüre der nächsten Seiten. Denn jetzt geht es erst mal um das Gegenteil von Bewegung: Sitzen.

Der Immunkiller: Sitzen

Sitzen bedeutet für den Körper Stillstand. Alle Körperreaktionen verlangsamen sich, laufen träger ab. Schadstoffe werden nicht abtransportiert und reichern sich an. Seit Jahren steigt die durchschnittliche Sitzzeit, obwohl Fachleute stetig warnen. Denn langes Sitzen ist reines Gift für den Körper. Schon nach ein bis zwei Stunden reduziert der Körper den Stoffwechsel, verlangsamt Kreislauf und Blutfluss, die Atmung wird flacher. Auch das Immunsystem leidet. Die Lymphe fließt schlechter. Deswegen kommen Immunzellen, die im Gewebe Keime entdeckt haben, nicht zurück in die Lymphknoten. Sie können folglich anderen Zellen ihren Fang nicht zeigen und daher auch nicht Alarm schlagen. Sitzen und körperliche Inaktivität haben also Folgen für das Immunsystem und den gesamten Körper.

Wenn Sie jetzt denken, dass der abendliche Besuch im Fitnessstudio das viele Sitzen ausgleichen könne, dann setzen Sie sich jetzt besser hin: Bei 4,5 Stunden Nichtstun pro Tag liegt die magische Grenze. Ab dieser Menge können Sie die Schädigungen, die sich über den Tag durch das lange Stillsitzen angesammelt haben, nicht mehr durch Bewegung ausgleichen. Geht sitzende Tätigkeit auch mit wenig körperlicher Bewegung in der Freizeit einher, so nimmt die Muskelmasse ab. Das wiederum verringert die entzündungshemmende Wirkung, die Ihre Muskulatur ausübt. Bewegung ist also ein Schlüssel zu Ihrer Gesundheit. Was das lange Sitzen angeht, so hilft alles, was diese körperliche Starre aufbricht. Der Körper braucht über den Tag verteilt regelmäßig (mindestens) eine kleine Erinnerung, dass es etwas zu tun gibt. Je mehr Bewegung stattfindet, desto besser. Schon der Gang in die Büroküche zum Teekochen, ist ein Anfang. Wenn Sie noch eine Runde Treppen steigen, einige Kniebeugen machen und ein paar Aktenordner stemmen, ist bereits viel erreicht.

IM STEHEN ARBEITEN – ABER RICHTIG! Haben Sie die Möglichkeit, zeitweise im Stehen zu arbeiten? Höhenverstellbare Schreibtische sind nicht mehr unbezahlbar und ermöglichen einen schnellen Wechsel zwischen Sitzen und Stehen. Noch effektiver wird das Stehen, wenn Sie sich auf ein Wackelkissen stellen. Die Fuß- und Wadenmuskulatur arbeitet, das Becken gleicht kleine Bewegungen aus, der Rücken bleibt beweglich. Aber Achtung: Zu langes Stehen wirkt eher belastend auf den Körper. Sie werden spüren, was Ihnen guttut.

Die Königsdisziplin der Bewegung am Arbeitsplatz ist das Schreibtisch-Laufband. Das ist ein flaches Laufband, das unter dem Schreibtisch platziert wird. Natürlich geht es nicht darum, hohe Geschwindigkeiten zu erzielen, sondern das Band auf eine Geschwindigkeit zwischen drei und sechs Kilometer pro Stunde einzustellen und einfach zu gehen, ohne Aufmerksamkeit darauf richten zu müssen. Nach einer Phase der Eingewöhnung „läuft“ die Arbeit wie von selbst. Die beschriebenen Bewegungsideen fördern das Immunsystem in seiner Leistung zwar nicht, aber viele kurze Aktivitätspausen während der Arbeit sind der Goldstandard, um vom langen Sitzen, das viele Berufe nun einmal mit sich bringen, keine negativen gesundheitlichen Folgen wie Nacken- oder Rückenschmerzen davonzutragen. Sie werden die Effekte nach wenigen Wochen spüren.

ÜBUNGEN FÜRS BÜRO

Einfache Übungen für eine bewegte Pause im Sitzen oder Stehen.

Rückenpower

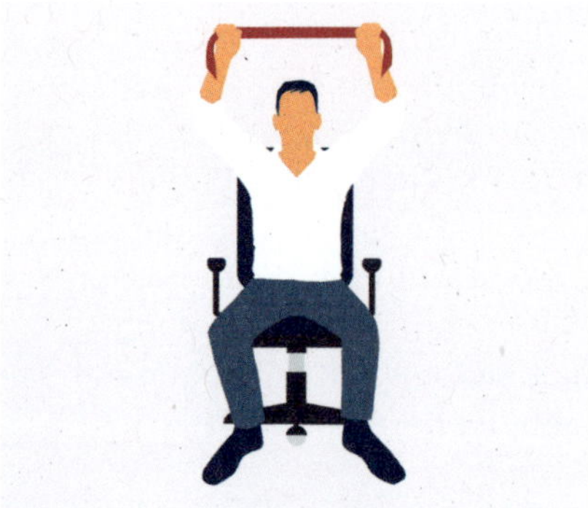

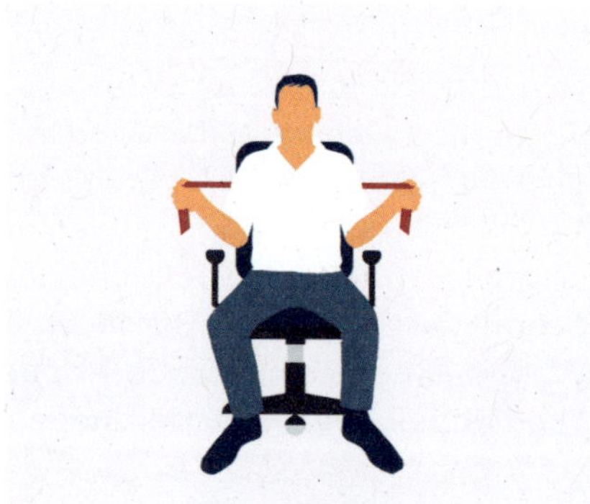

1 Stellen oder setzen Sie sich gerade hin, die Arme nach oben gestreckt, die Hände im Abstand von etwa 30 cm. Das Theraband ist gespannt.

2 Ziehen Sie die Ellbogen nach hinten und unten, sodass die Schulterblätter sich zueinander bewegen. Arme wieder nach oben führen. Davon 10 Wiederholungen.

Hand und Fuß

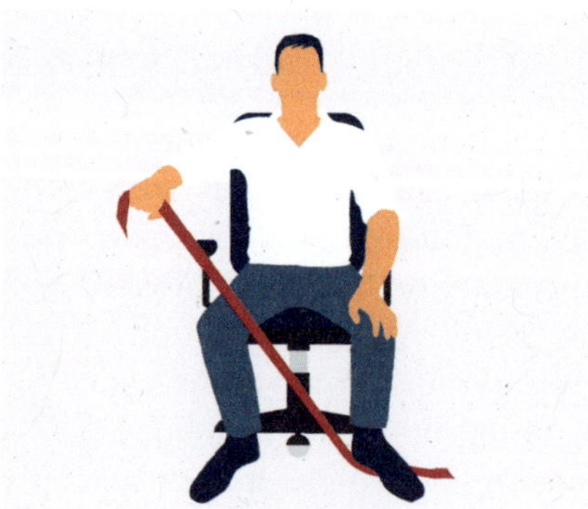

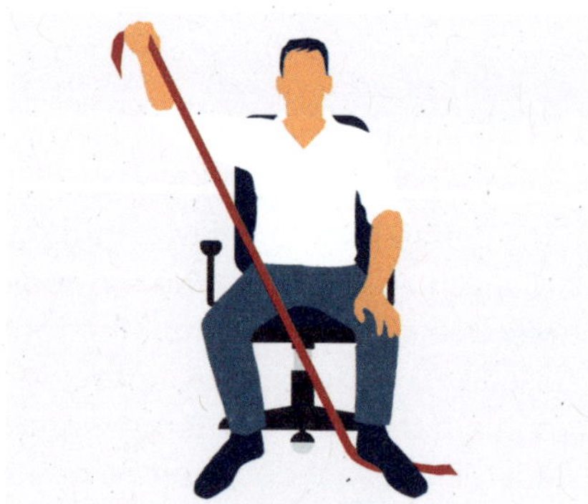

1 Steigen Sie auf ein Ende des Therabandes. Nehmen Sie das andere Ende in die gegenüberliegende Hand. Das Band sollte leicht gespannt sein.

2 Führen Sie den Arm gegen den Widerstand nach oben und außen. 3 Sekunden halten, dann absenken bis auf Schulterhöhe. Davon 10 Wiederholungen pro Seite.

Kraftpendel

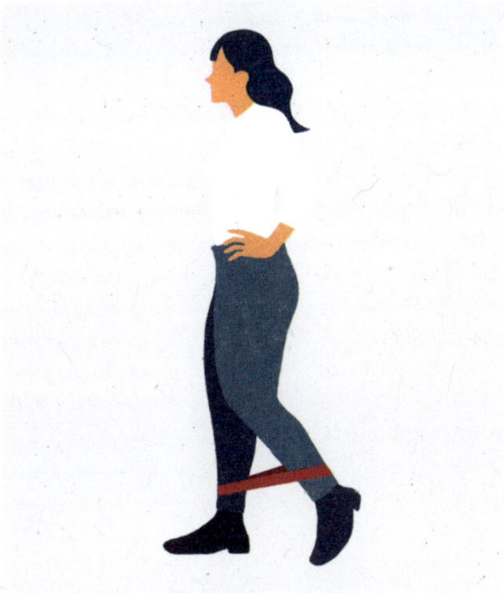

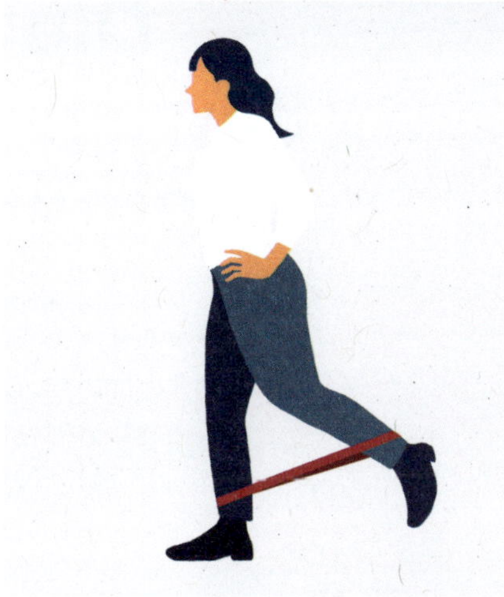

1 Stellen Sie sich neben den Schreibtisch, das Theraband zu einem Ring geknotet. Steigen Sie mit beiden Beinen in den Ring, das Band auf Höhe der Knöchel.

2 Strecken Sie ein Bein abwechselnd gerade nach vorne (12 Uhr), schräg zur Seite (1 und 3 Uhr), schräg nach hinten (5 Uhr) und gerade nach hinten (6 Uhr). 10 mal pro Bein.

Knieheben

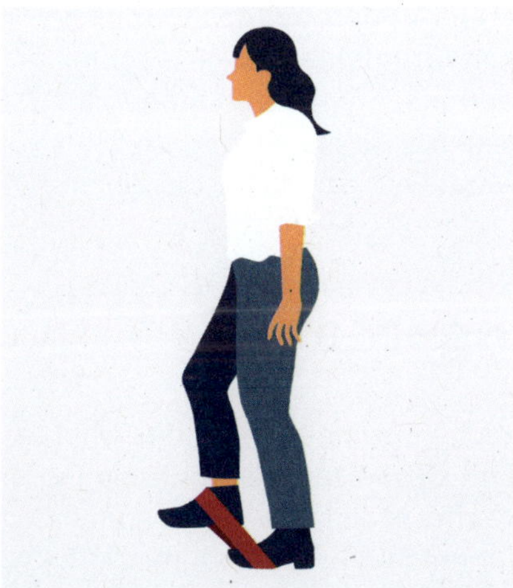

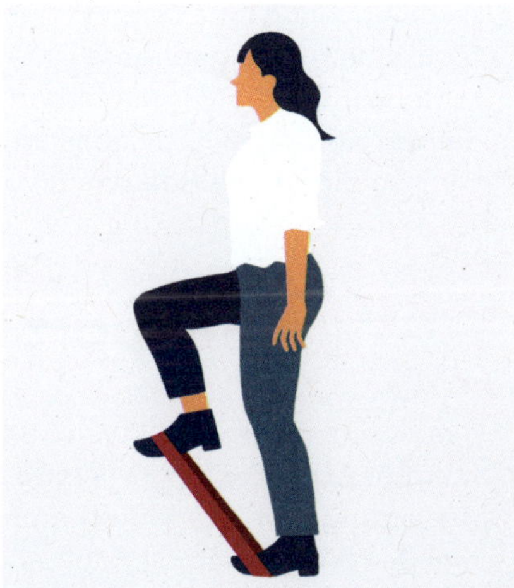

1 Stellen Sie sich neben den Schreibtisch, das Theraband zu einem Ring geknotet. Steigen Sie mit einem Fuß auf das Band, mit dem anderen in den Ring.

2 Heben Sie das Knie so hoch es geht. 3 Sekunden halten. Wenn nötig halten Sie sich am Schreibtisch fest. Senken Sie das Bein. Davon 10 Wiederholungen pro Bein.

Die beste Bewegung für das Immunsystem

„Keine Stunde im Leben, die man mit Sport verbringt, ist verloren", sagte einst Winston Churchill. Heute wissen wir, wie wahr seine Aussage ist.

Die wissenschaftliche Disziplin der Sportimmunologie ist noch recht jung. 90 Prozent der wissenschaftlichen Veröffentlichungen erfolgten nach 1990. In den Jahrzehnten davor fokussierten sich die Forschenden darauf, die Veränderungen zu erkennen, die Sport und Bewegung auf die Menge, Verteilung und Funktion der Immunzellen haben. Seit Langem weiß man, dass das Immunsystem sofort auf Bewegung reagiert. Wie stark diese Reaktion ausfällt, hängt von der Intensität der körperlichen Betätigung, der Dauer und Häufigkeit ab. Zu den positiven Effekten von moderatem Sport auf das Immunsystem zählen: eine geringere Anfälligkeit für Infekte und eine schnellere Genesung; die Verminderung unerwünschter Entzündungen im ganzen Körper; ein Zuwachs an Muskelmasse als wichtigem Stoffwechselorgan; die Reduktion von oxidativem Stress für die Zellen.

Mit Sport länger leben

Viele Menschen – egal welchen Alters – erreichen nicht das Minimum der von der WHO (World Health Organization) empfohlenen Bewegung von 150 Minuten pro Woche. Meist gehen mit zunehmendem Alter auch die Menge und Intensität an Bewegung zurück. Dabei würde sich unser Immunsystem gerade in der zweiten Lebenshälfte über regelmäßige körperliche Aktivität freuen. Mit Sport und regelmäßiger Bewegung lassen sich auch im Alter die Immunfunktionen verbessern, so dass die fortschreitende Alterung des Immunsystems weniger ins Gewicht fällt. Der normale Alterungsprozess schließt Veränderungen des Immunsystems, das Schrumpfen des Thymus und eine geringere Anzahl sowie schwächere Funktion an wirkungsvollen Immunzellen ein.

Wissenschaftler untersuchten Personen im Alter zwischen 55 und 79 Jahren, die fast ihr ganzes Leben lang intensiv Radsport betrieben hatten, und verglichen sie mit Personen, die nicht regelmäßig körperlich aktiv waren. Die erste Vergleichsgruppe war zwischen 57 und 80 Jahren, die zweite Gruppe zwischen 20 und 36 Jahren. Es zeigte sich, dass die Radfahrer im Vergleich zu den weitgehend inaktiven, zum Teil erheblich jüngeren Personen eine deutlich bessere Immunität hatten. Eine Kombination bestimmter Zytokine war klar erhöht, was offenbar dazu beiträgt, dass der Thymus weiterhin aktiv bleibt. Dafür spricht auch, dass noch junge T-Zellen nachgewiesen werden konnten, die im Thymus herangereift sein mussten. Wie bereits beschrieben, spielt der Thymus eine ganz besonders wichtige Rolle für das Immunsystem (siehe S. 9).

Auch der Vorgang des Inflammaging, das mit dem Alter zunehmende Entzündungsgeschehen (siehe S. 38), wurde merklich reduziert. Die antientzündliche Wirkung von Sport durch mehr Muskulatur und weniger Fettgewebe verringert also nicht nur chronische Entzündungen, sondern wirkt direkt auf die Aktivität unterschiedlicher Immunzellen. Wichtig: Heute ist besser als nie! In jedem Alter können Sie durch ausreichend regelmäßige Bewegung Ihr Krankheitsrisiko mindern, den Stoffwechsel und den Lymphfluss, die Fitness und damit automatisch die Immunfunktion verbessern.

KURZE UND LANGE TELOMERE: Was noch für die biologische Alterung von Zellen sorgt, ist die schrittweise Verkürzung der Telomere (siehe S. 37). Telomere sind die Enden der Chromosomen und werden bei jeder Zellteilung verkürzt. Werden sie zu kurz, kann sich die Zelle nicht mehr teilen. Entweder stirbt sie ab und wird nicht ersetzt, oder sie bleibt als seneszente Zelle erhalten.

Menschen, die sich regelmäßig bewegen, haben längere Telomere als gleichaltrige Personen, die sich wenig bis gar nicht bewegen. Merken Sie sich also: Bewegung, vorausgesetzt sie erfolgt regelmäßig, kann Alterungsprozesse zwar nicht komplett aufhalten, aber deutlich verlangsamen. Das führt zu weniger altersbedingten Krankheiten und längerer Gesundheit. Im Folgenden lernen Sie verschiedene Möglichkeiten kennen, sich an Sport und Bewegung zu versuchen.

Krafttraining – mehr Muskeln für die Gesundheit

Zu oft denkt man bei gesundem Sport nur an Ausdauertraining. Aber die Kraft in den Muskeln ist genauso wichtig.

Die Bedeutung der Muskelkräftigung für die Gesundheit steht wissenschaftlich inzwischen auf so starken Beinen, dass die Weltgesundheitsorganisation (WHO) sie 2020 erstmals in ihre Bewegungsempfehlungen aufgenommen hat. Neben regelmäßigem Ausdauertraining werden auch zwei Einheiten Krafttraining empfohlen. Denn ein Zuwenig an Muskelmasse hat fatale Folgen – und tritt ohne Gegenmaßnahmen quasi automatisch ein. Das gilt es zu verhindern. Muskelaufbau mittels Krafttraining ist über die gesamte Lebensspanne wichtig.

TSCHÜSS, MUSKELN: Ab einem Alter von 30 Jahren geht jährlich Muskelmasse verloren. In der Lebensmitte sind das etwa 0,3 bis 1,3 Prozent pro Jahr. Durch körperliche Inaktivität sowie häufig zu proteinarme Ernährung beschleunigt sich der Verlust an Muskelmasse mit dem Alter. Ohne gezielte Muskelkräftigung verlieren Sie bis zum 80. Lebensjahr 30 bis 50 Prozent Ihrer Muskelmasse. Das antientzündlich wirkende Muskelgewebe wird durch tendenziell entzündungsförderndes Fettgewebe ersetzt.

Wenn Sie bei Krafttraining an vor Testosteron strotzende und glänzend eingeölte Bodybuilder denken, können Sie beruhigt sein. Sie müssen weder zum Muskelpaket werden noch kaum gehen können vor Kraft, um Ihrer Gesundheit und Ihrem Immunsystem etwas Gutes zu tun. Für alle Menschen, die keinen Leistungssport betreiben, gilt für die Muskulatur die einfache Regel: Mehr ist besser.

Übrigens: Jedes Kilogramm mehr Muskelmasse sorgt für einen Mehrverbrauch von etwa 13 Kilokalorien pro Tag. Was auf den ersten Blick nach wenig klingt, entspricht auf das Jahr gerechnet mehr als ein halbes Kilogramm Körperfett. Aber denken Sie daran, es geht um moderaten nicht um Hochleistungs-Muskel-Aufbau!

Den Muskel schön stressen

Damit ein Muskel wächst, braucht er einen ausreichend großen Reiz. Er muss gestresst werden, damit er mit einer Anpassung reagiert, die eine höhere Belastung erlaubt. Dafür gibt es zwei grundsätzliche Methoden: das Maximalkrafttraining und das exzentrische Training. Beim klassischen Maximalkrafttraining wird mit einer 70- bis 80-prozentigen Intensität des Einwiederholungsmaximums trainiert. Das ist das höchste Gewicht, das Sie bewegen können, wenn Sie nur eine Wiederholung machen müssen.

Diese Trainingsform ist grundsätzlich für Jugendliche, Erwachsene und ältere Menschen gut geeignet. Wenn Sie keine passenden Gewichte zu Hause haben und nicht ins Fitnessstudio gehen möchten, können Sie alle Muskelgruppen auch mit Übungen trainieren, bei denen Sie das eigene Körpergewicht und eventuell ein elastisches Trainingsband nutzen. Kniebeugen, Kreuzheben, Liegestütze, Klimmzüge und Ausfallschritte sind – korrekt ausgeführt – hochwirksame Übungen. Wenn Sie mit Gewichten trainieren möchten, das für Sie aber Neuland ist, beginnen Sie langsam und mit wenig Gewicht. Hören Sie auf Ihren Körper und dessen Signale! Achten Sie auf die korrekte Ausführung der Bewegungen. Es ist besser, zu Beginn weniger, aber dafür korrekt ausgeführte Wiederholungen zu machen, denn sonst steigt die Verletzungsgefahr. Sie sollten auf keinen Fall Schmerzen haben.

EIN BEISPIEL: Beim Training für den Bizeps (Oberarmmuskel) schaffen Sie mit einer Hantel maximal acht Kilogramm. Dann nutzen Sie für das Maximalkrafttraining davon 70 bis 80 Prozent, also zwischen 5,5 und 6,5 Kilogramm. Mit diesem Gewicht machen Sie nun sechs bis 12 Wiederholungen (ein Satz), dann eine Pause von eineinhalb bis zwei Minuten und wiederholen das Ganze drei- bis viermal.

Dieses Vorgehen wählen Sie für alle großen Muskelgruppen: Bein- und Gesäßmuskulatur, Armmuskulatur, Rückenmuskulatur, Brustmuskulatur, Bauchmuskulatur und Schultermuskulatur. Auch wenn Sie vielleicht nicht dauerhaft zum Trainieren in ein Fitnessstudio gehen möchten, ist es empfehlenswert, einen Termin mit einer Fitnesstrainerin zu vereinbaren. Sie kann Ihnen die korrekte Ausführung der Übungen zeigen und mit Ihnen zusammen einen Trainingsplan erstellen. Ein Ganzkörpertraining zwei- bis dreimal pro Woche oder einmal pro Woche intensiver ist übrigens wirkungsvoller, als bei einem Training nur den Oberkörper, beim nächsten Training nur den Unterkörper zu trainieren.

Exzentrisches Krafttraining – die Entdeckung der Langsamkeit

Eine weitere Form des Krafttrainings zu gesundheitsfördernden Zwecken ist das exzentrische Krafttraining. Es ist sehr effektiv, der Kraftzuwachs ist groß. Allerdings ist die Intensität hoch. Im Klartext: Es ist verdammt anstrengend, obwohl es den Stoffwechsel nicht so herausfordert. Daher ist exzentrisches Krafttraining auch für Personen zu empfehlen, deren Herz-Kreislauf-System nicht so belastbar ist, beispielsweise Herzpatientinnen und -patienten oder ältere Menschen. Personen mit Vorerkrankungen sollten vor Beginn eines Trainings immer ärztliche Rücksprache halten.

Zum Hintergrund: Bei einer Muskelbewegung gibt es immer zwei Kontraktionsphasen – die konzentrische und die exzentrische. Die konzentrische Phase ist die, bei der das Gewicht gestemmt, gezogen oder gedrückt wird. Beim Bizepstraining also die Phase, in der die Hand mit der Hantel nach oben Richtung Schulter bewegt (der Arm gebeugt) wird. Die exzentrische Phase ist die Gegenbewegung, in der das Gewicht abgelassen und der Muskel wieder gedehnt und verlängert wird. Beim Bergaufgehen arbeitet der große Oberschenkelmuskel vor allem konzentrisch, beim Bergabgehen exzentrisch. Beim Klimmzug ist das Nachobenziehen eine konzentrische, das Ablassen die exzentrische Bewegung, und bei Liegestützen ist das Hochdrücken und Strecken der Arme die konzentrische, das Beugen der Arme und Absinken Richtung Boden die exzentrische Bewegung.

Meist wird der Fokus auf die konzentrische Bewegung gelegt und bei der exzentrischen geschludert. Dabei sind die Effekte durch exzentrisches Training viel größer als bei konzentrischem. Beim exzentrischen Training steht das Ablassen des Gewichts oder Auflösen der Übung im Fokus, die konzentrische Phase wird weitgehend ausgelassen. Bei Klimmzügen steigen Sie beispielsweise auf einen Stuhl und beginnen mit dem Kinn an der Klimmzugstange. Dann lassen Sie sich so langsam wie möglich ab. Bei Liegestützen machen Sie die Bewegung Richtung Boden sehr langsam und kontrolliert. Dann setzen Sie sich über die Seite auf und begeben sich zurück in die Liegestützposition für eine weitere Wiederholung. Bei Übungen mit Gewichten ist es empfehlenswert, eine unterstützende Person in der Nähe zu haben, die einem bei der konzentrischen Phase hilft und Gewicht abnimmt. Wichtig ist, in der exzentrischen Phase besonders langsam zu trainieren. Sie merken sicher schon beim Lesen, dass das anstrengender ist als man denkt.

Die Verbesserung kommt automatisch mit der Regelmäßigkeit. Da exzentrisches Training für die Muskulatur sehr anstrengend ist, genügt eine Einheit pro Woche. So können Sie zwischen konzentrischem, „klassischen" Krafttraining und exzentrischem Training abwechseln.

LANGSAM STARTEN: Wenn Sie noch neu im Krafttraining sind, sollten Sie unbedingt mit relativ wenig Gewicht starten, um keine Verletzungen zu riskieren. Denn ein Gewicht sehr langsam zu führen, ist für wenig trainierte Muskeln herausfordernd. Auch bei dieser Trainingsform gilt, auf die Signale des eigenen Körpers zu achten und lieber wenige Wiederholungen in perfekter Ausführung zu machen als viele schludrige.

Niemals zu alt!

Krafttraining ist nicht nur in jungen und mittleren Jahren gesund. Ältere Menschen profitieren ganz besonders davon. Sarkopenie entsteht, wenn der Verlust an Muskelmasse im zunehmenden Alter über das physiologische Maß hinausgeht. Das kann ein ernstes Problem für die Gesundheit bedeuten (siehe S. 84) und ist – so hart das

EXZENTRISCHES KRAFTTRAINING

Achten Sie auf eine sehr langsame und kontrollierte Ausführung mit mehr als 4 Sekunden für eine Wiederholung.

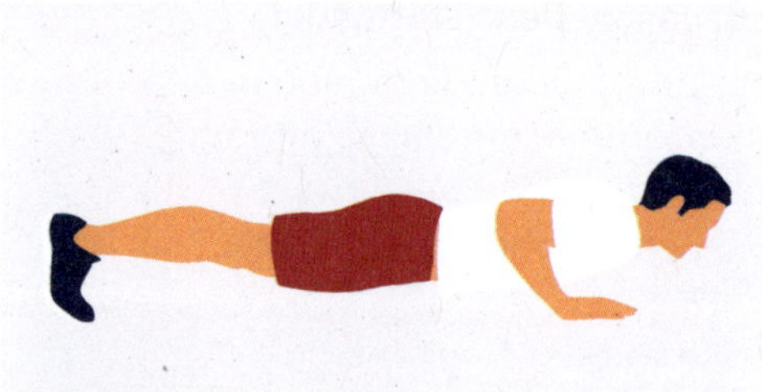

Liegestütze: In der Liegestütz-Position beugen Sie langsam die Arme und bewegen sich langsam bis zum Boden, eventuell mit Kniestütz beginnen. Setzen Sie sich auf und beginnen Sie von vorne.

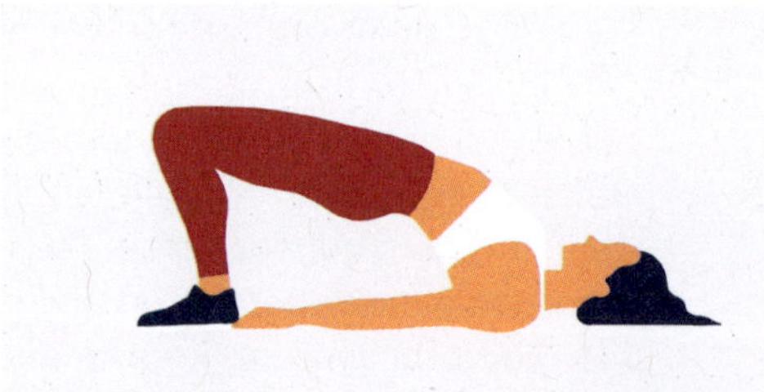

Brücke: Legen Sie sich auf den Rücken, die Beine sind angewinkelt. Drücken Sie das Becken so weit es geht nach oben. Lassen Sie die Füße langsam vom Körper wegrutschen. Rücken und Po berühren erst bei vollständiger Streckung der Beine den Boden.

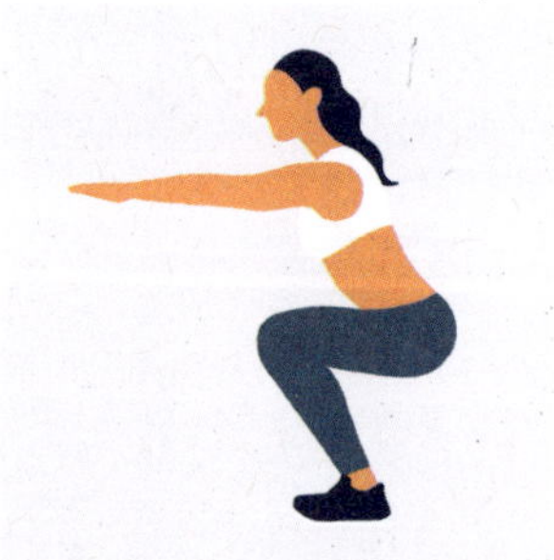

Kniebeuge: Hüftbreiter Stand. Beugen Sie sehr langsam die Knie und bewegen Sie sich kontrolliert so weit Richtung Boden, wie Sie es schaffen. Stützen Sie sich beim Aufstehen ab. Steigerung: Gewichte verwenden.

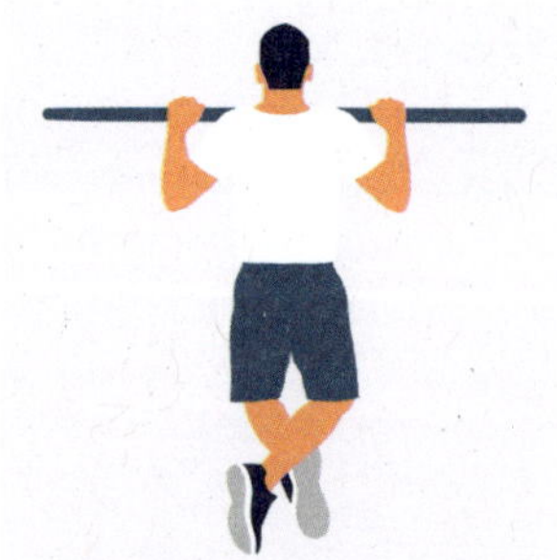

Klimmzüge: Steigen Sie auf einen Hocker vor der Klimmzugstange. Sie beginnen mit komplett gebeugten Armen und dem Kinn an der Klimmzugstange. Lassen Sie sich langsam absinken.

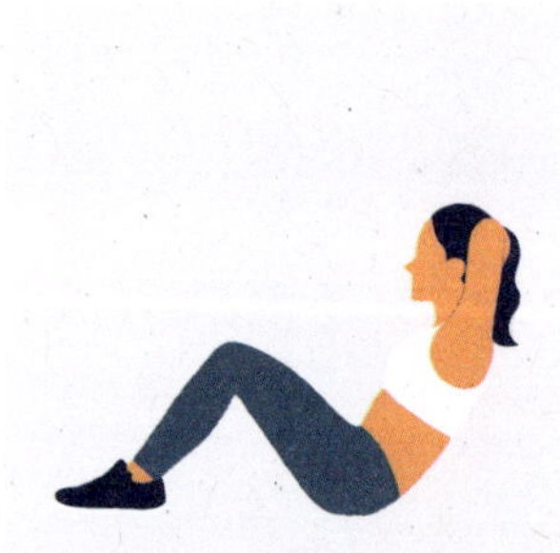

Sit-ups: Setzen Sie sich mit angewinkelten Beinen auf den Boden, die Hände verschränken Sie im Nacken oder vor der Brust. Lassen Sie sich langsam und kontrolliert Richtung Boden sinken.

klingt – verantwortlich dafür, dass Menschen früher sterben als nötig. Da sich der Abbau der Muskulatur ab 50 Jahren beschleunigt, ist ein Muskelkräftigungstraining unerlässlich. Einen Hinweis darauf, ob bei Ihnen oder einem Angehörigen die Gefahr einer Sarkopenie besteht, kann ein einfacher Test geben: Messen Sie eine Strecke von sechs Metern ab und stoppen Sie, wie lang Sie dafür brauchen. Benötigen Sie für die sechs Meter 7,5 Sekunden oder länger (das entspricht einer Geschwindigkeit von 0,8 Metern pro Sekunde), sollte eine Abklärung beim Arzt erfolgen.

Es ist ein Blumenstrauß aus vielen Faktoren der dazu beiträgt, dass eine Beschleunigung des Alterungsgeschehens stattfindet. Muskelverlust begünstigt eine Gewichts- und vor allem Fettgewebezunahme, was wiederum die Entzündungsherde vermehrt und die Insulinresistenz als Vorstufe des Diabetes entstehen lässt. Mit dem Alter sinkt einerseits der Kalorienbedarf, andererseits fehlen der Ernährung häufig Proteine in größerer Menge. Diese wiederum sind für den Erhalt und Aufbau von Muskelgewebe notwendig.

Weit verbreitet ist auch die fälschliche Annahme, dass man in fortgeschrittenem Alter nicht mehr von Training profitiert oder sich schonen sollte. Eine gute Muskulatur ist insbesondere im Alter ein Garant für bessere Gesundheit und längere Selbstständigkeit. Wer gebrechlich ist, stürzt leichter. Krafttraining ist also schon vorbeugend gut, hilft aber auch, wenn der Verlust an Muskelmasse bereits eingetreten ist. Motivieren Sie sich oder Ihre älteren Angehörigen zu regelmäßigem Krafttraining.

KLEINE SCHRITTE MIT GROSSEM EINFLUSS: Nur sechs Wochen Krafttraining mit zwei bis drei Einheiten pro Woche brachte bei älteren, zuvor körperlich inaktiven Personen einen Kraftzuwachs von über 50 Prozent. Eine andere Studie zeigte, dass die Muskelmasse sich innerhalb von zehn Wochen mit Krafttraining um 1,4 Kilogramm erhöhte und gleichzeitig 1,8 Kilogramm Fett verschwanden. Durch das Training und das Mehr an Muskelmasse stieg die Stoffwechselrate deutlich an.

Mit Blick auf im Alter zunehmende Entzündungen ist eine gute Muskulatur ebenfalls Gold wert. Entzündungen werden vermindert. Die Brandherde so lange es geht so zahlenmäßig gering und unbedeutend wie möglich zu halten, fördert eindeutig das gesunde (und lange) Altern.

Ausdauertraining – kurz- und langfristige Effekte

Moderate sportliche Aktivität erhöht die Zahl der weißen Blutkörperchen, senkt das Erkältungsrisiko und verbessert die Wirkung von Impfungen.

Krafttraining ist wichtig, um immunfördernde Prozesse zu aktivieren. Doch auch Ausdauertraining dient diesem Zweck. Genau genommen ergänzen sich die Effekte. Bei Ausdauer- beziehungsweise Krafttraining werden teilweise dieselben, aber auch unterschiedliche Myokine aktiviert.

BOTENSTOFF MIT SUPERKRAFT: Irisin beispielsweise ist ein Myokin, das besonders beim Ausdauertraining gebildet wird und dessen Wirkung günstig ist. Es verändert das Fettgewebe, indem es dabei hilft, „schlechtes" weißes in „gutes" braunes Fett umzuwandeln (siehe S. 137). Mehr braunes Fett zu haben, ist besser für die Gesundheit. Der Stoffwechsel ist aktiver und es wird mehr Energie verbraucht.

Aber zurück zur Bewegung, genauer gesagt zur sogenannten aeroben Bewegung. „Aerob" meint, dass der Körper ausreichend Sauerstoff zur Verfügung hat, um den Kraftstoff Glukose vollständig zu Energie, Wasser und Kohlendioxid zu verbrennen. Bei dieser Zellatmung kann aus einem Molekül Glukose maximal viel Energie gewonnen werden. Das ist der Fall, wenn man eine Belastung über lange Zeit durchhält. Eine typische Faustregel ist, dass man im aeroben Bereich unterwegs ist, solang man sich ohne Atemnot noch gut unterhalten kann. Diese in der Zellatmung gewonnene Energie wiederum setzen Muskelzellen um, wenn sie beansprucht werden. Wenn der Sauerstoff für die Zellatmung nicht mehr ausreicht, weil wir zu schnell gehen, rennen, Rad fahren oder schwimmen, schwenkt der Körper auf eine andere Art der Energiegewinnung um, er arbeitet im anaeroben Bereich. Weiterhin wird Glukose verwertet, aber hierbei fällt neben Energie auch Milchsäure (Laktat) als Nebenprodukt an, das sich im Muskel sammelt und seine Leistungsfähigkeit beeinträchtigt, wenn davon zu viel vorhanden ist.

Welche Form der Energiegewinnung Sie überwiegend nutzen möchten, können Sie über die Intensität beim Sport regulieren. Intensives Krafttraining und hochintensives Training finden häufig im anaeroben Bereich statt, während klassisches Ausdauertraining, bei dem Sie sich noch gut unterhalten können, aerob abläuft. Beide Varianten haben nachweislich überragende Wirkungen auf das Herz-Kreislauf-System und auf das Immunsystem.

Lymphe in Bewegung

Meist wird bei den wünschenswerten Effekten von Bewegung der Blick auf das Herz-Kreislauf-System beschränkt – dass das Herz trainiert wird, der Blutdruck sinkt und die Gefäße geschmeidig bleiben. Zum Teil kommen die günstigen Wirkungen für das Immunsystem von einem gesunden und leistungsfähigen Herz-Kreislauf-System. Mindestens genauso wichtig ist aber, dass das Lymphsystem angetrieben wird, denn es ist das Straßennetz und Kreislaufsystem der Immunabwehr (siehe S. 9). Ungefähr 15 Liter Lymphflüssigkeit (Chylus) besitzen wir – im Gegensatz zu nur etwa fünf Litern Blut. Die Lymphe übernimmt den Transport der Immunzellen, von Hormonen und Proteinen, sobald sie die Blutbahn verlassen.

Allerdings, und hier kommen wir zum entscheidenden Unterschied zwischen den Blut- und den Lymphgefäßen, erfolgt der Transport nicht aktiv und aufgrund der Lymphklappen, die ein Rückfließen verhindern, nur in eine Richtung. Ein Pendant zum Herzschlag, der das Blut stetig durch die Gefäße pumpt, gibt es im Lymphsystem nicht. Die Lymphe wird dadurch in Gang gebracht, dass sich im Körper etwas bewegt. Passiert das nicht, sammelt sich die Lymphe in der Peripherie des Körpers, häufig als „Wasser" in den Beinen. Dass sie in Bewegung ist, ist essenziell, damit sie den äußersten Winkel des Körpers erreichen und das Immunsystem optimal funktionieren kann. Das passiert beispielsweise, wenn Muskeln sich kontrahieren. Sie drücken die in der Nähe befindliche und sie umgebende Flüssigkeit weiter.

CHECKLISTE LYMPHFREUNDLICHES VERHALTEN

Tun Sie Ihrem Lymphsystem etwas Gutes und somit Ihrem Immunsystem.

- ○ Versuchen Sie, möglichst wenig zu sitzen und 30 Minuten Spazierengehen oder Bewegung einzubauen – mehr ist besser.
- ○ Setzen Sie sich 7 500 Schritte pro Tag zum Ziel. Vielleicht schaffen Sie es bald täglich und auch etwas häufiger.
- ○ Beim Schwimmen (am besten in kaltem Wasser, siehe S. 137) wird Druck auf die Lymphgefäße ausgeübt. Woran Sie das merken? Weil Sic im Wasser zur Toilette müssen.
- ○ Tiefe Bauchatmung, bei der sich das Zwerchfell bewegt, hat einen großen Effekt. Tiefe Bauchatmung durch die Nase verstärkt den Effekt durch die Wirkung des Stickstoffmonoxids (NO, siehe S. 71).
- ○ Wechselduschen wirken nicht nur auf die Blut-, sondern auch auf die Lymphgefäße.
- ○ Ausreichend trinken hält die Lymphe dünnflüssig, wodurch sie leichter bewegt werden kann.
- ○ Bei der Benutzung einer Faszienrolle erhöht sich der Druck auf Muskeln und sie umgebende Faszien und automatisch auch Lymphbahnen. Wer den Lymphfluss unterstützen will, rollt Richtung Körpermitte. Dies ersetzt aber nicht die tägliche Bewegung!
- ○ Von einer medizinisch geschulten Fachkraft durchgeführte Lymphdrainage oder Lymphmassage hat nachweislich günstige Effekte auf das Lymphsystem.
- ○ Eine lymphgesunde Ernährung sorgt für eine ausreichende Versorgung mit Stickstoffmonoxid (NO). Dazu zählen Lebensmittel, die als Vorstufe Nitrate enthalten (grüne Blattgemüse und Rüben), oder solche, die für die Bildung von NO im Körper benötigt werden (Obst, dunkler Kakao, proteinreiche Nahrungsmittel wie Nüsse, Bohnen, Meeresfrüchte, Putenfleisch, Milchprodukte).

Aber das Lymphsystem ist auch stressempfindlich. Größere Mengen oder dauerhafte „Belastung“ mit Kortisol und anderen entzündungsfördernden Botenstoffen schädigt die Lymphgefäße. Sie weiten sich und werden undicht. Dann funktionieren die Entwässerung und der Transport der Lymphflüssigkeit schlechter und die Anfälligkeit für Krankheiten und Infektionen steigt. Beispielsweise verhindern die Immunzellen dann nicht, dass am Entzündungsort Fettgewebe abgelagert wird, was den Entzündungskreislauf verstärkt. Das Lymphsystem ist daher von ausreichend Bewegung abhängig.

Moderater Sport macht nicht anfälliger für Infekte

Während moderater und intensiver körperlicher Aktivität reagiert das Immunsystem mit vielfältigen Veränderungen: Wie im ersten Kapitel erklärt, befinden sich die unterschiedlichen Zelltypen des Immunsystems je nach Tageszeit entweder verstärkt in den Lymphgeweben wie der Milz, dem Thymus oder den Lymphknoten oder im Blutstrom. Bewegung hat nun zur Folge, dass Fresszellen wie Makrophagen, Neutrophile und Monozyten aus den Lymphgeweben über mehrere Zwischenstationen ins Blut gelangen. Durch die verstärkte Atmung ist vermehrt mit dem Einatmen von Erregern oder anderen Fremdstoffen wie beispielsweise Pollen zu rechnen. Auch der schnellere Herzschlag und das stärkere Pumpen wirken sich auf die Versorgung aller Organe aus, sodass speziell die besonders angriffsstarken Immunzellen wie die natürlichen Killerzellen, die zytotoxischen T-Zellen und bestimmte Subtypen von T-Zellen aktiviert werden. Eine einzige Ausdauereinheit erhöht die Anzahl der natürlichen Killerzellen im Blut kurzfristig um das Zehnfache, bestimmter T-Zellen um das Zweieinhalbfache!

Das Hin- und Herwechseln der Immunzellen aus den Geweben in die Blutbahn und umgekehrt, wie es durch Bewegung und Sport gefördert wird, ist ein Grund für die positiven Wirkungen von Sport auf das Immunsystem. Während der Aktivität ist das Blut also voller aufmerksamer Immunzellen. Wenige Stunden danach gehen die Werte zurück und können nach einer anstrengenden Belastung bis zu drei Tage im Blut erniedrigt sein. Früher nahm man deswegen an, dass Sporttreibende in diesem Zeitfenster kurz nach der Belastung infektanfälliger seien, und nannte diesen Zeitraum „open window". Doch neuere Studien hinterfragen diese Hypothese. Sicher ist, dass das Erkrankungsrisiko nach moderater, und wahrscheinlich auch nach intensiver Aktivität, nicht erhöht ist. Nach extremen Belastungen, wie einem Marathon oder hochintensiver Anstrengung bei zusätzlich belastenden Umweltbedingungen, wie großer Hitze oder Kälte, ist die Infektanfälligkeit in der Folge jedoch erhöht.

BELASTENDE GEMENGELAGE: Manche Hochleistungssportler beobachten, dass sie häufiger nach Wettkämpfen erkältet sind. Das kann der Fall sein, hängt aber nicht zwangsläufig mit dem intensiven Sportprogramm zusammen, sondern wird begünstigt durch das Zusammentreffen verschiedener Faktoren: mehr Kontakte zu anderen Menschen, Reisen mit Flugzeug oder Bahn, Zeitverschiebung, Temperaturänderungen, Stress und Leistungsdruck. Nur in 30 Prozent der Fälle liegt tatsächlich ein Infekt mit einem Erreger vor.

Es gilt als möglich, dass die intensive Belastung eines Wettkampfs, unabhängig von einem Krankheitserreger, Entzündungen in der Nase und im Rachen bewirken, die Symptome wie bei einer Erkältung hervorrufen. Auf der anderen Seite wurde gezeigt, dass im Körper latent schlummernde Viren, wie das Epstein-Barr-Virus oder andere Herpesviren, reaktiviert werden können und damit die Krankheit wieder auslösen. Das Immunsystem ist also nach einer sportlichen Aktivität nicht – vorübergehend – geschädigt, sondern die Zellen verteilen sich um. Sie suchen die Orte auf, an denen sie nun gebraucht werden. Das ist beispielsweise in der Muskulatur, um kleinste Schädigungen der Muskelzellen zu reparieren. Oder in den Atemwegen, wo sich durch die intensive Atmung Fremdstoffe angereichert haben. Auch im Darm sind nach körperlicher Aktivität viele Immunzellen anzutreffen. Neuere Daten sprechen also eine andere Sprache: Nach dem Sport ist das Immunsystem nicht geschwächt, sondern vielmehr in einem Zustand erhöhter Aufmerksamkeit und Aktivität – allerdings nicht im Blut, sondern in den Körpergeweben. Sie können Ihr Immunsystem während der Regeneration dennoch unterstützen: Eine Ernährung mit vielen Kohlenhydraten gibt den Immunzellen ihre Power zurück, Polyphenole (sekundäre Pflanzenstoffe) wirken entzündungslindernd (siehe S. 130). Insgesamt, das zeigen zahlreiche neuere Studien, hat regelmäßiger Sport langfristige positive Effekte auf die Immunfunktion: Die Erkältungshäufigkeit und -schwere nimmt über das Jahr betrachtet bei regelmäßig Sporttreibenden deutlich ab: Wer 30 bis 45 Minuten pro Tag moderat körperlich aktiv ist, senkt das Risiko einer Ansteckung mit Erkältungsviren um die Hälfte, die Anzahl der Tage mit Erkältungssymptomen verringert sich um 43 Prozent. Die angeborene Immunabwehr, die für das Erkennen von Krankheitserregern und fehlerhaften, entarteten Zellen zuständig ist, wird durch körperliche Aktivität gestärkt. Die natürlichen Killerzellen beispielsweise können Tumorzellen besser erkennen und beseitigen.

21 Minuten am Tag reichen aus

Sie sollen jedoch nicht Stunde um Stunde trainieren, um von den immunfördernden Eigenschaften von Bewegung zu profitieren. Jede Woche hat 10 080 Minuten. Die Weltgesundheitsorganisation empfiehlt zwischen 150 und 300 Minuten moderate Bewegung pro Woche. Das bedeutet mindestens 21 Minuten pro Tag oder 30 Minuten an fünf Tagen oder bis zur doppelten Menge. 21 Minuten, das ist ungefähr so lange, wie es dauert, Kartoffeln zu kochen, neun Seiten zu lesen, etwas kürzer, als der durchschnittliche Mann im Bad braucht, und etwas länger, als das durchschnittliche Paar Sex hat (inklusive Vorspiel). Möchten Sie sich so viel Zeit für Ihre Gesundheit gönnen? Schon in dieser kurzen Zeitspanne profitieren Sie von den gesundheitsfördernden und entzündungslindernden Effekten von Bewegung. Doch Studien zeigen, dass auch andere Modi funktionieren. Alternativ können Sie zwei- bis dreimal pro Woche für 30 bis 45 Minuten mit hoher Intensität Sport treiben (75 bis 150 Minuten) oder dreimal pro Woche für 15 bis maximal 30 Minuten auf hochintensives Intervalltraining setzen. Sie möchten nun wissen, wie genau Sie trainieren sollen? Die Intensität richtet sich nach der Herzfrequenz und wird von der maximalen Herzfrequenz abgeleitet. Die einfachste Formel zur Berechnung der maximalen Herzfrequenz lautet: HF_{max} = 220 minus Lebensalter. Allerdings ist sie oft sehr ungenau und unterschätzt insbesondere ab über 40 Jahren die tatsächlich erreichbaren Werte. Verschiedene andere Formeln beziehen teilweise das Körpergewicht oder das Geschlecht mit ein. Da die maximale Herzfrequenz aber in erster Linie vom Alter abhängt, ist mit folgender Formel eine gute Näherung möglich: HF_{max} = 208 minus (Alter x 0,7).

HFMAX LEICHT GEMACHT: Mit niedriger Intensität sind Sie bei 50 bis 60 Prozent der HF_{max} unterwegs, etwa beim Spazierengehen, Gartenarbeit, Reha- oder Regenerationstraining. Moderate Intensität erreichen Sie bei 61 bis 70 Prozent der HF_{max}. Ohne Pulsmesser gilt die Richtlinie „Laufen, ohne zu schnaufen". Über 70 Prozent der HF_{max} beginnt die hohe Intensität. Bis 80 Prozent erfolgt die Energiegewinnung noch aerob, danach mehr und mehr anaerob.

Es soll nicht verschwiegen werden, dass (intensive) Belastungen für den Körper und viele Gewebe immer Stress bedeuten. Je nach Intensität, Dauer und Aktivität steigen die Entzündungswerte vorübergehend etwas an, aggressive aktivierte Sauerstoffmoleküle, sogenannte reaktive Sauerstoffmoleküle (ROS) oder freie Radikale, entstehen und verursachen kleinste Verletzungen in Muskeln und anderen Geweben, in den Atemwegen und im Darm muss aufgeräumt werden. Dauert die Aktivität weniger als 60 Minuten, so werden Stresshormone, die die Immunfunktion unterdrücken können, ebenso wie entzündungsfördernde Zytokine nur in geringer Menge ausgeschüttet. Bei Belastungen über 60 Minuten ist es wichtig, dass sie mit mäßiger Intensität ausgeführt werden, um von den immunfördernden Effekten zu profitieren. Erfolgt die Bewegung regelmäßig, erhöht der Körper bestimmte Zellpopulationen des Immunsystems, um die Überwachung weiter zu verbessern und chronische Entzündungsreaktionen zu verringern.

Die dauerhaften Effekte von Sport und Bewegung auf den gesamten Körper und alle seine Strukturen – vom Bindegewebe bis in die Gehirnzellen – sind günstig und überwiegen die kurzfristigen Verletzungen bei Weitem. Eine gesunde Körpermasse ist eine der Grundlagen für gute Immunität! Das gilt über das ganze Leben betrachtet und auch für Ausdauersport in fortgeschrittenem Alter. Die steigenden Risiken für bestimmte altersbedingte Erkrankungen und Einschränkungen lassen sich deutlich verringern. Auch bei älteren Menschen funktioniert die Bildung von Muskelfasern und das Training des Herz-Kreislauf-Systems noch gut und sie profitieren in hohem Maße davon.

Und noch etwas: Mit Spaß geht es am besten. Die günstigen Effekte können noch so groß sein – Sie werden es nicht durchhalten, jeden Tag etwas zu tun, das Sie nicht mögen! Suchen Sie sich eine Sportart, die Ihnen Spaß macht. Walking, Radfahren, Laufen und

Schwimmen sind der Standard. Sie können aber auch rudern, inlineskaten, Ultimate Frisbee spielen, reiten, langlaufen, wandern, Kurse im Fitnessstudio besuchen, Mitmachvideos auf YouTube nutzen oder an Freizeitsportangeboten teilnehmen. Der Fantasie sind keine Grenzen gesetzt. Also lassen Sie sich überzeugen und versuchen Sie sich an dem reichen Angebot der unterschiedlichsten Sportarten. Und wenn die eine nicht passt, passt vielleicht die nächste.

HIIT – kurz, knackig und gesund

HIIT ist hochintensives Intervalltraining. Extrem anstrengend, aber dafür auch schnell vorbei. Die Effekte sind enorm.

21 Minuten pro Tag sind Ihnen immer noch zu lang? Dann ist das bestimmt interessant für Sie: Hochintensives Intervalltraining, kurz HIIT, ist seit einigen Jahren in aller Munde. Eine Einheit dauert nur zwischen zehn und maximal 45 Minuten (meist kürzer) und zwei bis drei Einheiten pro Woche sind ausreichend, um von den günstigen Effekten zu profitieren. Die Ausrede „keine Zeit" gilt nun also wirklich nicht mehr. Der Unterschied zum klassischen Ausdauertraining ist allerdings, dass es – wie der Name schon sagt – hochintensiv ist. Hier wird die überwiegende Zeit der Trainingseinheit weit im anaeroben Bereich trainiert. Kurze, sehr anstrengende Übungen wechseln mit kurzen Pausen oder Phasen leichter Intensität ab.

Atemlosigkeit, hoher Puls und ein großes Anstrengungsgefühl sind hier der Schlüssel zum Erfolg. Allerdings ist eine Einheit auch schnell vorbei, sodass die Phase, sich dafür zu motivieren, häufig länger dauert als die Anstrengung selbst. Im Leistungs- und Hochleistungssport wird das Prinzip aus intensiven Intervallen und Wiederholungen schon lange praktiziert, nun hat es wegen seiner zahlreichen gesundheitsfördernden Effekte in Kombination mit dem geringen Zeitaufwand auch Einzug in den Freizeit- und Rehasport, zur Behandlung von Menschen mit bestimmten Herz-Kreislauf- und Stoffwechselerkrankungen sowie beim Abnehmen von Körpergewicht gehalten. Nach wenigen Wochen verbessert sich die Sauerstoffaufnahmekapazität, also die Menge an Sauerstoff, die der Körper bei Belastung aufnehmen und der Muskulatur für die Zellatmung zur Verfügung stellen kann, und die Fitness von Herz und Lunge. Man hält länger durch. Beteiligt daran könnte die erhöhte Zahl an Mitochondrien sein, die durch HIIT zahlreicher im Muskel gebildet werden als durch moderates Training. Zudem sinkt der Blutdruck, die Insulinempfindlichkeit verbessert sich, die Menge an verfügbarem Stickstoffmonoxid steigt und der Fettstoffwechsel arbeitet besser. Die Ausdauerfähigkeit wird im Vergleich zu einem klassischen Ausdauertraining drei- bis viermal schneller verbessert.

Das alles klingt schon nach „zu schön, um wahr zu sein“, doch es gibt weitere erfreuliche Effekte. Zwar erzeugen die hochintensiven Belastungsintervalle im Körper Stress; das sympathische Nervensystem und die Stressachse werden aktiviert und Stresshormone wie Kortisol und Adrenalin werden ausgeschüttet, in der Muskulatur entstehen kleine Schäden, reaktive Sauerstoffmoleküle (freie Radikale) werden gebildet und verletzen Zellen und Gewebe. Da aber die Belastung nur kurze Zeit andauert und freiwillig erfolgt, hat der Körper keine Probleme damit, diese Schäden vollständig zu reparieren und sogar robuster gegen weitere Reize zu werden.

„AFTER BURN“ ODER „NACHBRENN-EFFEKT“: In dem Zeitraum, den es jedoch braucht, um den Körper wieder in einen Ruhezustand zu bringen, benötigt der Körper mehr Sauerstoff und der Stoffwechsel ist aktiver. Das bedeutet, dass selbst nach dem Ende der Belastung Kalorien verbrannt werden. Man spricht daher vom „After Burn“ oder „Nachbrenn-Effekt“.

Wie hoch der Mehrverbrauch im Einzelfall ist und wie lange er andauert, ist individuell verschieden und hängt vor allem vom Anstrengungsniveau ab. Nur wenn die Intensität 80 Prozent der maximalen Herzfrequenz übersteigt, gibt es merkliche Effekte. Für deutliche Effekte sollten mehr als 85 Prozent der HF_{max} erreicht werden. Bei Ausdauertraining mit moderater Intensität werden nach Beendigung kaum Kalorien verbrannt. Ist die Intensität während des HIIT hoch genug, liegt der Kalorienverbrauch laut Untersuchungen für 24 Stunden, in Einzelfällen bis 48 Stunden, bis zu 15 Prozent höher.

Was bringt HIIT dem Immunsystem?

Bei so intensivem Training stellt sich natürlich die Frage, welche Auswirkungen das auf das Immunsystem hat. Sind die Effekte so überzeugend wie für klassisches moderates Ausdauertraining und Krafttraining? Tatsächlich gibt es zu den Wirkungen von HIIT auf die Immunabwehr noch keine umfassenden Daten und die Ergebnisse sind nicht ganz eindeutig. Eine Studie, in der Ausdauerathletinnen und -athleten untersucht wurden, zeigte, dass die Immunantwort durch die hohen Intensitäten nicht beeinträchtigt wurde. Eine andere Studie belegte, dass die Auswirkungen auf die Immunzellen im Blut zwischen Personen, die ein moderates, und solchen, die verschiedene Formen eines an die individuelle Leistungsfähigkeit angepasstes hochintensives Training gemacht hatten, gleich waren. Mehrere Untersuchungen kamen zu dem Schluss, dass HIIT zur Gewichtsreduktion dient und das Bauchfett wie auch das insbesondere entzündungsfördernde Viszeralfett abnimmt. In der Folge nimmt automatisch die Menge an entzündungsfördernden Adipokinen ab. In Tiermodellen wurde das überzeugend gezeigt.

Gleichzeitig wurde mehrfach gezeigt, dass die Muskelmenge durch HIIT zunimmt, was tendenziell auch eine Zunahme antientzündlich wirkender Myokinen zur Folge hat. Zwei Studien mit jeweils 12 Teilnehmenden zeigten, dass die Trainingsform Auswirkungen auf das Immunsystem von Menschen mit chronisch-entzündlichen Erkrankungen wie rheumatoider Arthritis hat. Sie profitierten von HIIT, weil sich der Stoffwechsel der Skelettmuskulatur verbesserte und sich ebenfalls günstige Folgen auf die Regulation der T-Zellen zeigten.

HIIT FÜR JUNG UND ALT? In einer Studie wurde HIIT in einer Gruppe von 18- bis 30-Jährigen mit einer Gruppe von 65- bis 80-Jährigen verglichen. Bei beiden verbesserten sich die Insulinsensitivität, die Muskelmasse und die Fitness des Herz-Kreislauf-Systems, der Blutdruck sank. Auch die Menge und der Wirkungsgrad der Mitochondrien stieg, bei den Senioren um durchschnittlich 69 Prozent, bei den Jüngeren um 49 Prozent. Die Rate und die Menge der Proteinbildung, besonders in der Muskulatur, stieg deutlich an.

So geht HIIT

Diese HII-Trainingsform besteht aus einer Abfolge von kurzen hochintensiven Intervallen einer Übung oder Aktivität (rennen) und Pausen. Es ist über die Anzahl und Länge der Belastungs- und Pausenzeiten individuell anpassbar. Daher gibt es nicht das eine HIIT-Protokoll. Für ein effektives, zielgerichtetes und sicheres Training sind sportwissenschaftliche Kenntnisse nötig. In praktisch jedem Fitnessstudio werden HIIT-Stunden angeboten und im Internet gibt es unzählige Mitmachvideos, die HIIT im Titel tragen. Viele von diesen halten jedoch nicht, was sie versprechen. Beispielsweise, weil die Intensität nicht hoch genug, die Intervalle zu kurz oder die Pausen zu lang sind. Typische Intervalllängen, die sich in wissenschaftlichen Studien als wirkungsvoll erwiesen haben, sind acht Runden, bestehend aus vier bis acht unterschiedlichen Übungen, bei Belastungen von 20 Sekunden mit Pausen von 10 Sekunden über insgesamt vier Minuten. Dieser Zyklus wird viermal wiederholt (insgesamt 16 Minuten). Alternativ eignen sich 60 Sekunden Belastung, gefolgt von 60 Sekunden Pause. Die Intervalllängen können von 10 Sekunden bis zu mehreren Minuten dauern. Da die Anstrengung für das Herz-Kreislauf-System und/oder die Muskulatur sehr hoch sein muss, reichen Übungen mit dem eigenen Körpergewicht für Anfänger aus.

CHECKEN LASSEN: Bei einem Alter über 35 und unter 60 Jahren ist eine sportärztliche Vorsorgeuntersuchung sinnvoll. Bei einem Alter über 60 Jahren sollten Sie in jedem Fall eine solche ärztliche Untersuchung vornehmen lassen.

Anders als etwa moderates Ausdauertraining, bedeutet HIIT zeitweise großen Stress für den Körper. Die Übungen werden entweder sehr schnell, mit großer Wiederholungszahl oder mit zusätzlichen Gewichten durchgeführt, sodass es eine hohe Konzentration und Motivation braucht, um bestmöglich zu profitieren und sich dabei nicht zu verletzen. Wer nach einem stressigen Arbeitstag zur HII-Trainingseinheit hastet, gefährdet den Körper eher, als dass er ihm Gutes tut. In herausfordernden Lebensphasen ist es empfehlenswerter, erst den Stress zu reduzieren und dem Nervensystem Zeit zum Beruhigen zu geben. Moderates Ausdauertraining, bei dem Sie sich nicht überanstrengen, trägt etwa zum Abbau von Stress bei. Dann können Sie voller Elan ins hochintensive Intervalltraining starten.

HIIT-FRAGEBOGEN

Dieser Fragebogen (PAR-Q) soll Ihnen helfen herauszufinden, ob Sie vor Beginn der körperlichen Aktivität oder vor dem Sport einen Arzt aufsuchen sollten.

KONTROLLFRAGE	JA	NEIN
Hat Ihnen jemals ein Arzt gesagt, Sie hätten „etwas am Herzen" und Ihnen Bewegung und Sport nur unter ärztlicher Kontrolle empfohlen?	○	○
Hatten Sie im letzten Monat Schmerzen in der Brust in Ruhe oder bei körperlicher Belastung (Anstrengung)?	○	○
Haben Sie Probleme mit der Atmung in Ruhe oder bei körperlicher Belastung?	○	○
Sind Sie jemals wegen Schwindel gestürzt oder haben Sie schon jemals das Bewusstsein verloren?	○	○
Haben Sie Knochen- oder Gelenkprobleme, die sich unter körperlicher Belastung verschlechtern könnten?	○	○
Hat Ihnen jemals ein Arzt ein Medikament gegen hohen Blutdruck oder wegen eines Herzproblems oder Atemproblems verschrieben?	○	○
Kennen Sie irgendeinen weiteren Grund, warum Sie nicht körperlich/sportlich aktiv sein sollten?	○	○

Falls Sie eine oder mehrere Fragen mit JA beantwortet haben, sollten Sie, bevor Sie sportlich aktiv werden, Ihren Arzt aufsuchen, sich untersuchen und beraten lassen.

DIE STÄRKUNG VON INNEN

Vitamin D, Zink, Ingwer und Kurkuma – was ist dran an den Mythen um Vitamine, Mineralstoffe und Nahrungsergänzungen? Erfahren Sie, welche Bedeutung die Ernährung für Ihr Immunsystem hat.

Die Macht der Ernährung

Essen bedeutet Genuss. Aber es dient auch dazu, dem Körper wichtige Nährstoffe zur Verfügung zu stellen.

Beim Stöbern durch Ratgeberliteratur und Zeitschriftenregale entsteht der Eindruck, dass ständig neue Ernährungsweisen erfunden werden. Ernährung für mehr Energie, zum Abnehmen, Intervallfasten, Heilfasten, Keto, Paleo, Low Carb … Das Problem: Mehr als jeder zweite Erwachsene in Deutschland ist dennoch übergewichtig. Das Zuviel an Fettgewebe produziert entzündungsfördernde Zytokine (siehe S. 15), wodurch chronische Entzündungen im Körper entstehen. Die Ernährung ist und bleibt ein wichtiger Faktor, auch wenn es um die Entstehung von Krankheiten geht. Zwar kann die Ernährung dazu beitragen, dass Entzündungen im Körper verringert werden und die normale Funktion des Immunsystems unterstützt wird, doch es ist viel schwieriger, entstandene Schädigungen über die Ernährung nachweisbar zu verbessern. Wie Sie auf den nächsten Seiten erfahren, gilt auch bei der Ernährung, dass es auf ein gutes Gleichgewicht ankommt – auf die richtige Balance der Makro- und Mikronährstoffe (siehe S. 105). Natürlich spielen die individuellen Risikofaktoren, die Mangelerscheinungen begünstigen, eine Rolle für die Zusammenstellung der Nahrungsmittel.

HEALTH CLAIMS: Die EU-Agentur für Lebensmittelsicherheit efsa entscheidet anhand von wissenschaftlichen Daten darüber, mit welchen Aussagen (Health Claims) Lebensmittel beworben werden dürfen. Das soll Verbraucher vor irreführender Werbung schützen. Nur für die folgenden zehn Vitamine und Mineralstoffe gibt es aus Studien so große Evidenz, dass bei Vorhandensein mit „unterstützt die normale Funktion des Immunsystems" geworben werden darf: Vitamin A, B6, B12, C, D und Folsäure und die Spurenelemente Eisen, Kupfer, Selen und Zink.

Mit Ernährung mehr erreichen

Wenn es um die Förderung der Immunabwehr geht, sind Ernährungstipps schnell gegeben. Heiße Zitrone und Zinktabletten sind Klassiker. Was wir essen, spielt zweifellos eine wichtige Rolle, wenn es um die Versorgung des Immunsystems mit wichtigen Nährstoffen geht, denn ohne sie kann das es nicht funktionieren. Aber die Ernährung ist nur einer von vielen Bausteinen. Ein Haus braucht ein solides Fundament. Die Ernährung zu optimieren bringt Sie zwar ein gutes Stück voran, aber ohne gleichzeitig in anderen wichtigen Bereichen etwas zu ändern, schöpfen Sie die volle Kapazität Ihres Immunsystems nicht aus. Mit der Ernährung allein können Sie Ihr Immunsystem nicht ins Gleichgewicht bringen. Umgekehrt ist es natürlich genauso! Selbst mit ausreichend Schlaf, Stressreduzierung, Atemübungen oder regelmäßiger Bewegung kann Ihre Immunfunktion nicht optimal sein, wenn die Ernährung unausgewogen ist und nicht die notwendigen Nährstoffe bereitstellt.

DAS GROSSE GANZE: Das erklärt auch, warum die meisten Nahrungsergänzungsmittel und das Kilo Orangen während einer Erkältung in der Regel keine merklichen Verbesserungen bringen. Zu große Mengen einzelner Nährstoffe können sogar schaden.

Die meisten Immunzellen werden nur einige Tage alt, bevor sie gegen frische Zellen ausgetauscht werden. Rund 250 Gramm an Immunzellen werden jeden Tag neu produziert. Die Ernährung muss dafür die Voraussetzungen schaffen. Allem voran braucht der Körper immer ausreichend Wasser. Makronährstoffe wie Kohlenhydrate, Proteine und Fette liefern die Energie, um neue Zellen zu bilden, unsere Muskeln anzutreiben, unser Gehirn zu versorgen und Kreisläufe wie den Menstruationszyklus aufrecht zu erhalten. Mikronährstoffe (Spurenelemente) wie Mineralien, die in Hormone, Enzyme und Zellen eingebaut werden, und Vitamine, die als Co-Faktoren wichtige Funktionen übernehmen, müssen in einem ausgewogenen Verhältnis aufgenommen werden. Wenn Zink fehlt, sind bestimmte Prozesse der Immunabwehr eingeschränkt (siehe S. 121). Wenn Eisen fehlt, werden nicht genügend Blutzellen gebildet und der Körper ist geschwächt. Alle Nährstoffe müssen in ihrer optimalen Menge vorhanden sein. Doch Sie sollten zur Unterstützung Ihres Immunsystems nicht nur die einzelnen Nährstoffe betrachten. Unsere Nahrung ist immer die Summe ihrer Bestandteile. Alles, was Sie essen und trinken, zählt dazu. Mit einer vielseitigen, abwechslungsreichen, bunten Ernährung ist es für körperlich gesunde Menschen in Westeuropa bei dem aktuellen Lebensstandard möglich, alle wichtigen Nährstoffe, Mineralstoffe, Spurenelemente und Vitamine in ausreichender Menge aufzunehmen. Aber es kann durchaus Mangelerscheinungen geben, die erkannt und ausgeglichen werden müssen. Blicken wir zunächst auf die wichtigen Nährstoffe.

Die wichtigen Nährstoffe

Vitamine: Vitamine werden für lebenswichtige Funktionen benötigt und müssen, bis auf wenige Ausnahmen, über die Nahrung aufgenommen werden. Manche fördern die Kalziumaufnahme in den Knochen, andere wirken auf die Verwertung von Kohlenhydraten, Fetten und Proteine, sind für das Sehen wichtig oder unterstützen die Immunfunktion, wie die Vitamine A, B6, B12, C, D und Folsäure.

Mineralstoffe: Mineralstoffe sind (anorganische) Nährstoffe, die der Körper nicht selbst herstellen kann und die lebenswichtig sind. Einige bekannte Beispiele sind Kalzium, Jod oder Natrium. Für die Immunfunktion von besonderer Bedeutung sind die Mineralstoffe Zink, Selen, Eisen und Kupfer.

Fettsäuren: Fett hat einen schlechten Ruf und auf zu viel Körperfett trifft das zu Recht zu. Doch ohne bestimmte Fette läuft im Körper nichts, und auch für das Immunsystem sind sie von Bedeutung: die (mehrfach) ungesättigten Fettsäuren. Der Begriff ungesättigt bezieht sich auf die chemische Struktur der Fettsäuren. Sie besitzen mindestens eine (einfach) oder mehrere (mehrfach ungesättigte) Doppelbindungen zwischen ihren Kohlenstoffatomen. Wichtig ist, dass im verzehrten Fett viele mehrfach ungesättigte Fettsäuren enthalten sein sollten. Omega-3- und Omega-6-Fettsäuren erfüllen wichtige Aufgaben bei der Verminderung von Entzündungsvorgängen.

Aminosäuren: Aminosäuren sind die Bausteine der Proteine. Da sehr viele wichtige Moleküle im Körper Proteine sind oder teilweise daraus bestehen, sind Aminosäuren sehr wichtig. Für das Immunsystem bedeutsame Proteine sind zum Beispiel Rezeptoren auf der

Zelloberfläche, Antikörper und Zytokine. Von den 20 Aminosäuren kann der Körper 9 nicht selbst herstellen. Sie müssen mit der Nahrung aufgenommen werden. Das sind die essenziellen Aminosäuren.

Einige Personengruppen sind eher als andere gefährdet, von bestimmten Stoffen einen Mangel zu bekommen. Das sind alte Menschen, weil sie insgesamt weniger essen und von einigen wichtigen Nahrungsmitteln zu wenig zu sich nehmen. Aber es betrifft auch Menschen, die strikte und einseitige Diäten halten – etwa, um abzunehmen oder aufgrund bestimmter Erkrankungen. Personen, die sehr viel Sport treiben und Leistungssportler haben einen höheren Nährstoffverbrauch – und damit einen höheren Nährstoffbedarf. Menschen, die unter Stoffwechselerkrankungen leiden, nehmen manche Nährstoffe schlechter auf oder scheiden sie ungenutzt wieder aus. Vegetarisch oder vegan lebende Menschen müssen auf die Zufuhr von Nährstoffen gezielt achten, die nur in tierischen Produkten enthalten sind, oder aus diesen besser aufgenommen werden können. Und Vegetarierinnen und Veganerinnen verlieren durch die Menstruation Eisen, das durch pflanzliche Kost schwerer zu ersetzen ist. Gehören Sie zu einer Risikogruppe für einen Nährstoffmangel? Dann wählen Sie Ihre Nahrungsmittel bewusster. Das ist besser, als zu Tabletten zu greifen. Doch bloß, weil Sie zu einer der zuvor genannten Gruppen gehören, muss bei Ihnen kein Mangel vorliegen!

NÄHRSTOFFE HAMSTERN BRINGT NICHT VIEL: Eine prophylaktische Einnahme von Vitaminen und Mineralstoffen ist nicht sinnvoll, denn es gibt nicht nur einen Mangel, der die Immunfunktion beeinträchtigt, sondern auch das Gegenteil: die Überversorgung. Sie kann genauso negative Auswirkungen haben. Das Prinzip „viel hilft viel“ gilt hier nicht. Letztlich geht es um Ausgewogenheit und die Balance aller Nährstoffe.

Ist ein Mangel nachgewiesen, können qualitativ hochwertige Nahrungsergänzungsmittel unter Umständen vorübergehend und kontrolliert sinnvoll sein. Ihr Arzt wird Sie umfassend beraten. Liegt kein Mangel vor, scheint eine Einnahme keinerlei Vorteile – und häufig sogar Nachteile – für das Immunsystem zu haben. Grundsätzlich sollten Sie das Hauptaugenmerk darauf legen, notwendige Nährstoffe über die Nahrung aufzunehmen. Denn in Gemüse oder Obst kommen sie in Kombinationen vor, die günstig miteinander in Wechselwirkungen treten. Außerdem sind unsere Darmbakterien darauf spezialisiert, sich aus der Nahrung genau das zu holen, was der Körper braucht. Eine Überdosierung ist praktisch unmöglich. Für eine gesunde Darmmikrobiota und damit ein gesundes Immunsystem sind Ballaststoffe sehr wichtig (siehe S. 133). Sie lassen sich durch Nahrungsergänzungsmittel nur bedingt aufnehmen.

Mikronährstoffe – wenig, aber wichtig

Mikronährstoffe heißen so, weil wir von ihnen nur kleine Mengen benötigen.

Aber das Wenige ist wesentlich, denn ohne sie können zahlreiche wichtige Vorgänge im Körper nicht ablaufen. Zu den Mikronährstoffen zählen Vitamine, Mineralstoffe und Spurenelemente (siehe S. 120). Diesen Substanzen ist gemeinsam, dass der Körper sie nicht selbst herstellen kann und sie daher in ausreichender Menge über die Nahrung aufgenommen werden müssen, damit es nicht zu Mangelerscheinungen kommt. Nicht alle Mikronährstoffe sind für die Immunabwehr bedeutsam. Die Wichtigsten nehmen wir im Folgenden etwas genauer unter die Lupe.

EINE BLUTANALYSE BRINGT KLARHEIT: Wie gut die Versorgung mit den einzelnen Mikronährstoffen ist, lässt sich über eine Blutanalyse herausfinden. Wenn ein Arzt einen konkreten Verdacht auf einen Mineralstoff- bzw. Vitaminmangel aufgrund von bestimmten Symptomen hat, dann zahlt das auch die Krankenkasse. Für Vegetarier oder Veganer kann es sinnvoll sein, in größeren Abständen die Werte untersuchen zu lassen. Diese teuren Untersuchungen müssen dann selbst bezahlt werden.

Mangel an Mikronährstoffen durch Medikamente

Vielleicht müssen Sie bestimmte Medikamente einnehmen. Gegen zu hohen Blutdruck, wegen Gerinnungsstörungen, um den Cholesterinspiegel zu senken oder auch die Pille zur Verhütung oder Hormonpräparate in den Wechseljahren. All diese Medikamentengruppen – und noch einige andere mehr – beeinflussen den Haushalt für das Immunsystem wichtiger Mikronährstoffe. Nicht immer muss das gleich zu einer handfesten Mangelerscheinung führen. Doch sollten Sie vermuten, mit bestimmten Mikronährstoffen nicht optimal versorgt zu sein, und Medikamente einnehmen, sollten Sie genauer hinsehen. Das Risiko für einen Mangel nimmt mit zunehmender Einnahmedauer zu. Der Wirkstoff im Aspirin (Acetylsalicylsäure) beispielsweise sorgt für eine erhöhte Ausscheidung von Vitamin C, die nichtsteroidalen Antirheumatika (Ibuprofen, Diclofenac) führen bei regelmäßiger Einnahme zum Verlust von Eisen. Protonenpumpenhemmer, die die Ausschüttung von Magensäure hemmen, vermindern die Aufnahme von Vitamin B12, eventuell auch von Kalzium, Magnesium, Eisen und Zink. Die Einnahme von ACE-Hemmern (Blutdrucksenker) und Diuretika („Entwässerungsmittel") erhöhen die Zinkausscheidung und verringern die Kaliumausscheidung.

AUFGEPASST BEI ALKOHOL: Große Auswirkungen auf die Mikronährstoffe hat eine Substanz, die zwar in manchen Medikamenten enthalten ist, vorrangig aber zum Genuss konsumiert wird: der Alkohol. Durch Alkohol werden Zink, Magnesium und alle B-Vitamine vermehrt ausgeschieden.

Medikamente können die Aufnahme, Verwendung oder Ausscheidung von Vitaminen und Mineralstoffen beeinflussen – ebenso können Nahrungsmittel die Wirkung von Medikamenten verstärken oder abschwächen. Wenn mehrere Medikamente gleichzeitig eingenommen werden müssen, erhöht sich das Risiko. Daher sind ältere Menschen, die häufig eine Vielzahl an Medikamenten benötigen, besonders gefährdet. Nehmen Sie dauerhaft Medikamente, sprechen Sie darüber mit Ihrem Arzt. Er sollte prüfen, ob und gegebenenfalls welche Mineralstoffe Sie benötigen. Nehmen Sie nicht wegen einer Vermutung Nahrungsergänzungsmittel ein. Unser Immunsystem benötigt Mikronährstoffe in kleiner aber ausreichender Menge, um optimal arbeiten zu können. Ganz gleich, ob die Einnahme von Medikamenten, bestimmte Krankheiten oder Ernährungsformen dafür verantwortlich sind, dass die Zufuhr nicht reicht. Sie sollten die Risikofaktoren im Hinterkopf haben und über die Speisenauswahl gegensteuern. Das gilt nicht nur für Mineralstoffe, sondern auch für Vitamine. Lernen Sie nun diejenigen Vitamine und Mineralstoffe kennen, die nachgewiesenermaßen für ein gutes Funktionieren des Immunsystems von Bedeutung sind.

Vitamin D – Unterstützer der Immunabwehr

Ein Vitamin – ganz anders als die anderen und mit einer Schlüsselfunktion im Immunsystem.

Vitamin D ist kein Vitamin wie jedes andere und nimmt im Immunsystem eine besondere Rolle ein. In seiner aktiven Form wird das Prohormon in den Nieren umgewandelt. Vitamin D fördert unter anderem die Aufnahme von Kalzium aus dem Darm und ist essenziell für die Knochenhärtung. Forschungen der letzten 20 Jahre zeigen immer deutlicher, wie wichtig Vitamin D auch für das Immunsystem ist. Mehr als 1 000 Gene beeinflusst Vitamin D – da fällt es nicht schwer, sich vorzustellen, dass ein Mangel Auswirkungen hat.

VITAMIN ODER NICHT? Historisch wird die Substanz als Vitamin bezeichnet, tatsächlich ist es eine Hormon-Vorstufe, die für die Bildung vieler anderer Hormone benötigt wird. Unser Körper kann Vitamin D mithilfe der UV-B-Strahlung im Sonnenlicht in der Haut selbst herstellen und in Leber und Niere in die aktive Form umwandeln.

Tatsächlich wurde in den vergangenen Jahren Interessantes darüber herausgefunden, wie Vitamin D auf das Immunsystem wirkt. Bei der angeborenen, unspezifischen Immunabwehr regt es die Weiterentwicklung von Monozyten zu Fresszellen (Makrophagen) und deren Aktivität an. Bei der adaptiven, spezifischen Immunabwehr fördert Vitamin D die Verwandlung von undifferenzierten T-Zellen in zytotoxische T-Zellen (Killerzellen), dämpft aber auch deren Angriffslust (Zytotoxizität). Das ist sinnvoll, damit die Killerzellen nicht in einer Überreaktion gesunde Zellen angreifen. Außerdem verringert es die Vermehrung und Differenzierung von B-Lymphozyten. Vitamin D scheint sich also günstig auf das Gleichgewicht zwischen angeborener und erworbener Immunabwehr auszuwirken, unterstützt den Körper beim Schutz vor neuen Infektionen, Allergien und Autoimmunerkrankungen, indem es das Zusammenspiel und die Aktivität der Immunzellen reguliert. Welche Auswirkungen auf Gesundheit und Krankheit diese Wirkungen haben, wird intensiv untersucht. Leider sind die Ergebnisse nicht immer eindeutig. So kann man in vielen Fällen zwar eine Korrelation, also einen Zusammenhang zwischen zwei Merkmalen, beobachten, doch ob dafür Vitamin D ursächlich verantwortlich ist, steht nicht fest. So haben beispielsweise Forscher beobachtetet, dass die Wahrscheinlichkeit für eine Erdnuss-Allergie bei einem Vitamin-D-Mangel elfmal höher und die für eine Ei-Allergie dreimal höher ist. Auch Multiple Sklerose wird häufiger, je weiter man in Richtung Pole kommt, also je weniger intensiv die Sonneneinstrahlung ist. Vielleicht wird die Forschung bald zu handfesten medizinischen Durchbrüchen führen.

APROPOS MANGEL: Vitamin-D-Mangel präsentiert sich mit unspezifischen Symptomen. Typisch sind Muskel- und Knochenschwäche mit Schmerzen, eventuell vermehrte Atemwegsinfekte und depressive Stimmung. Die Wahrscheinlichkeit für einen Vitamin-D-Mangel steigt bei vorliegendem Eisenmangel an, und umgekehrt. Wie genau die beiden Faktoren zusammenhängen, ist aber noch unklar. Bei einem vorliegenden Mangel sollten Sie auch an den möglichen anderen Mangel denken.

Wenngleich Wissenschaftlerinnen noch nicht mit Überzeugung sagen können, dass Vitamin D vor Krankheiten schützt, so ist sicher, dass eine optimale Versorgung – nicht zu wenig und nicht zu viel – von großer Bedeutung ist, damit alle Prozesse ungehindert ablaufen.

DIE BESTEN VITAMIN D-QUELLEN

Es sind vor allem tierische Lebensmittel, die ein relevantes Vitamin D-Vorkommen aufweisen. Aber es gibt auch einige pflanzliche Nahrungsmittel mit Vitamin D. Angaben pro 100 Gramm.

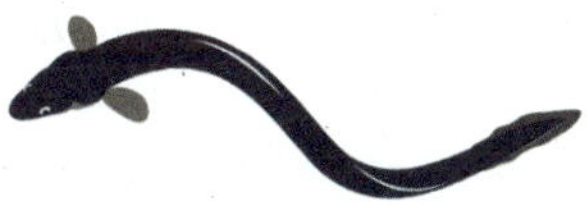

Aal (geräuchert)
90 µg

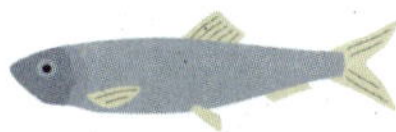

Hering
7,8–25 µg

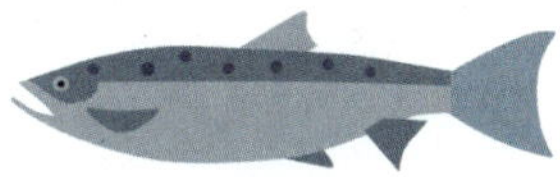

Lachs
16 µg

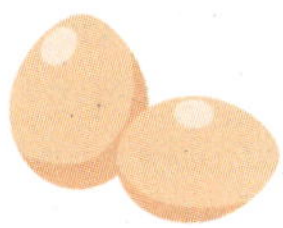

2 Eier
2,9 µg

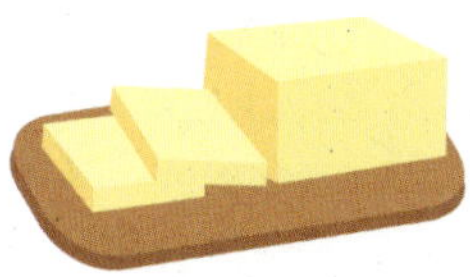

Butter
1,4 µg

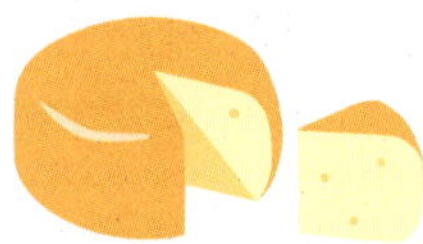

Gouda
1,3 µg

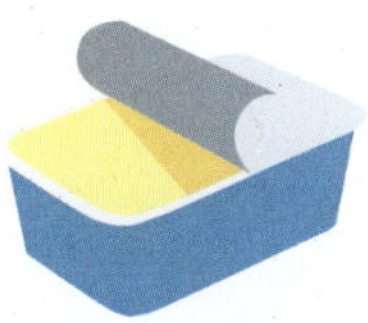

Margarine
2,5 µg

Steinpilze
3,1 µg

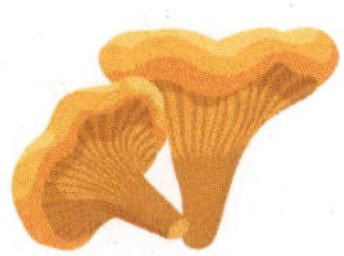

Pfifferlinge
2,1 µg

Wie viel ist nötig?

Die schlechte Nachricht zuerst: Die Wahrscheinlichkeit ist hoch, dass Ihre Vitamin-D-Versorgung ungenügend ist. Eine Untersuchung von über 4 000 Frauen und Männern aus Deutschland ergab, dass von November bis Mai zwischen 83 und 92 Prozent der Untersuchten nicht ausreichend versorgt waren. Das liegt an unserer geografischen Lage. In Deutschland reicht die Sonneneinstrahlung nur zwischen März und Oktober für die körpereigene Vitamin-D-Bildung aus. Doch auch in den sonnenintensiveren Sommermonaten (Juni bis September) sah es in der deutschen Studie nur unwesentlich besser aus: 71 bis 80 Prozent der Untersuchten blieben nicht ausreichend versorgt. 5 bis 25 Minuten Sonneneinstrahlung täglich auf das Gesicht, Hände und Teile von Armen und Beinen reichen theoretisch aus, gerade so keinen Vitamin-D-Mangel zu bekommen. Auch „dicke Luft" durch Feinstaub und ein hoher Lichtschutzfaktor reduzieren den in der Haut gebildeten Anteil an Vitamin D.

VITAMIN D RICHTIG TANKEN: Sie sollten die Sommermonate unbedingt nutzen, natürlich in jedem Fall ohne Sonnenbrand. Günstig sind kurze Sonnenbäder in der Mittagszeit. Dann ist das Verhältnis von hautschädigenden UV-A-Strahlen und für die Vitamin-D-Produktion notwendigen UV-B-Strahlen am günstigsten. Je mehr Haut besonnt wird, desto größer ist die Ausbeute: Bei einem 30-minütigen Sonnenbad in Bikini oder Badehose können bis zu 200 000 Einheiten (das entspricht etwa 5 000 Mikrogramm) Vitamin D gebildet werden.

Doch wie viel Vitamin D ist „in Zahlen" optimal? Der Vitamin-D-Gehalt lässt sich im Blut bestimmen. Die Konzentrationen werden in zwei unterschiedlichen Einheiten angegeben, die leicht verwechselt werden können. Achten Sie daher darauf, welche Einheit angegeben ist. Sie sind optimal mit Vitamin D versorgt, wenn Sie 40 bis 60 Nanogramm pro Milliliter (ng/ml) beziehungsweise 100 bis 150 Nanomol pro Liter (nmol/l) im Blut haben. Nicht mehr ausreichend sind Werte zwischen 21 bis 29 ng/ml beziehungsweise 51 bis 74 nmol/l. Ein Mangel liegt bei weniger als 20 ng/ml beziehungsweise bei weniger als 50 nmol/l im Blut vor. Vitamin D kann aber nicht nur durch Sonneneinstrahlung produziert werden, es wird auch über die Nahrung aufgenommen. Allerdings enthalten die meisten Lebensmittel nur wenig Vitamin D. Nur etwa 20 Prozent der notwendigen Vitamin-D-Menge nehmen wir durchschnittlich über die Nahrung auf. Die besten Vitamin D-Quellen sind fette Fischarten (Aal, Hering, Lachs, Makrele). Die Deutsche Gesellschaft für Ernährung (DGE) empfiehlt, mindestens 20 Mikrogramm pro Tag (µg/Tag) durch die Nahrung aufzunehmen. Doch mit dieser Menge und ohne zusätzliche Vitamin-D-Produktion in der Haut schaffen wir es gerade bis an die Grenze des Vitamin-D-Mangels. Die Deutsche Gesellschaft für Ernährung empfiehlt von Oktober bis März zweimal die Woche Vitamin-D-haltigen Seefisch zu essen. Inzwischen sind sich viele Fachleute einig, dass es für die meisten Menschen in unseren Breiten sinnvoll ist, Vitamin D durch Präparate zu substituieren, um dauerhaft ausreichend versorgt zu sein. Ihre Vitamin-D-Versorgung können Sie über eine Blutuntersuchung bestimmen lassen. Da der Wert im Jahresverlauf teilweise stark schwankt, empfehlen Fachleute je eine Testung zu Beginn des Sommers und des Winters. Entsprechend dieser Werte entscheiden Sie dann in Absprache mit dem Arzt, ob die Einnahme von Vitamin-D-Präparaten sinnvoll ist und in welcher Dosierung sie erfolgen soll. In Vitamin-D-Präparaten ist die enthaltene Menge in Internationalen Einheiten (IE) angegeben. 1 µg Vitamin D entspricht 40 IE. Eine Einnahme von beispielsweise 1000 IE entspricht 25 µg Vitamin D.

Vitamin C – der Tausendsassa

Vitamin C wird bei vielen Prozessen im Körper gebraucht. Am besten wirkt es in natürlicher Form.

Bringt Vitamin C nun was bei Erkältungen oder nicht? Einen pauschalen Schutz vor Erkältung bietet Vitamin C nicht. Nur Menschen, die aus bestimmten Gründen (zum Beispiel durch ihren Beruf, durch intensiven Sport oder durch ihr Alter) anfälliger für Erkältungen sind, erkranken seltener und haben bei höheren Vitamin-C-Werten mildere Krankheitsverläufe. Allerdings bringt eine hohe Vitamin-C-Zufuhr während einer Erkältung nichts. Damit ein Nutzen beobachtet werden kann, muss die Versorgung mit dem Vitamin schon vor der Erkrankung gut sein und das ist er in Deutschland bei den allermeisten Menschen auch. Um nicht nur bei Erkältungen von den vielfältigen positiven Effekten des Vitamins zu profitieren, ist es besser, es aus Obst und Gemüse aufzunehmen. In Kombination mit enthaltenen Ballaststoffen, Vitaminen, Mineralien und sekundären Pflanzenstoffen (siehe S. 130) kann der Körper das Vitamin optimal verwerten. Obwohl es die Erwartungen, die ihm am häufigsten entgegengebracht werden, nur teilweise erfüllt, hat Vitamin C im Körper sehr wichtige Funktionen.

ALS JÄGER HERAUSRAGEND: Vitamin C oder Ascorbinsäure ist ein wasserlösliches Vitamin, das an vielen Ab- und Umbauvorgängen des Stoffwechsels beteiligt ist. Es kommt im Blut, in Körperflüssigkeiten und in allen Zellen vor. Herausragend sind seine antioxidativen Eigenschaften. Das bedeutet, dass es besonders leicht Elektronen abgeben kann. Aggressive Moleküle wie freie Sauerstoffradikale schnappen sich diese Elektronen und verlieren so ihr schädliches, zellschädigendes Potenzial.

Freie Radikale sind an der Entstehung zahlreicher Krankheiten wie Krebs, Herzerkrankungen, Schlaganfall oder Arthritis beteiligt. Die hervorgerufenen Zellschäden binden wertvolle Teile des Immunsystems, da es die Reparatur der Schäden übernehmen muss, in dieser Zeit auf Angriffe durch Krankheitserreger nicht mit notwendiger Schlagkraft reagieren kann und gleichzeitig Ressourcen verbraucht. Wegen seiner antioxidativen Wirkung soll Vitamin C auch unser Erbgut vor Schäden schützen können, die krebsauslösend sein können. Eine tägliche Dosis von 50 bis 100 mg Vitamin C zeigte sich in einer aktuellen und umfangreichen Untersuchung als optimal. Jede Zelle, die nicht entartet und vom Immunsystem eliminiert werden muss, ist gut. Die bisher genannten Funktionen von Vitamin C wirken nur indirekt auf das Immunsystem, nämlich, indem Schädigungen vermieden werden. Doch Vitamin C spielt für die Immunzellen auch direkt eine wichtige Rolle. Ein guter Vitamin-C-Status verbessert die Aktivität der natürlichen Killerzellen und der Bakterienabwehr, regt die Bildung neuer Lymphozyten an und macht sie empfindlicher für

Signale von nach Hilfe rufenden Zellen. Auch im Zusammenhang mit Allergien und Asthma ist Vitamin C aufgefallen, denn es kontrolliert den Histaminspiegel im Körper. Geringe Vitamin-C-Werte führen zum Anstieg der Histaminmenge im Blut, das sich ungünstig auf Menschen mit Allergien und Asthma auswirken kann.

Wie viel ist nötig?

Laut der Deutschen Gesellschaft für Ernährung sollten Erwachsene täglich etwa 95 bis 110 mg Vitamin C aufnehmen. Schwangere und Stillende brauchen 105 bis 125 mg, Raucher deutlich mehr, nämlich etwa 150 mg. 100 mg – das entspricht etwa einer roten Paprika oder Kiwi, 50 g rohem Spinat mit zwei Tomaten oder 150 ml Orangensaft. Einen Vitamin-C-Mangel gibt es in Deutschland nur in sehr seltenen Fällen – eine Überversorgung ist viel häufiger. Die Vitamin-C-Konzentrationen im Blut und in den Leukozyten fallen während einer Infektion und bei Stress schnell ab, was zeigt, dass die Ascorbinsäure richtiggehend verbraucht wird.

WOHL DOSIERT: Von einer Dosis Vitamin C bis zu 300 mg kann der Körper über 90 Prozent aufnehmen, also bis maximal 270 mg. Danach sinkt die Quote. Größere Mengen führen folglich nicht dazu, dass mehr Vitamin C absorbiert wird. Besser ist es, Vitamin-C-haltiges Obst und Gemüse über den Tag verteilt zu verzehren.

Der Bedarf an Vitamin C ist von Mensch zu Mensch und abhängig von den aktuellen Lebensumständen sehr verschieden. Bei Infektionen, körperlichem oder seelischem Stress, intensiver sportlicher Aktivität, chronischen Entzündungsprozessen, Rauchen und im Wachstum wird der Vitamin-C-Stoffwechsel verändert, sodass mehr verbraucht oder ausgeschieden wird. Der tägliche Bedarf ist dann erhöht. Medizinisch überwacht werden bei starken Infektionen oder Krebserkrankungen Dosierungen von über 10 000 mg (10 g) eingesetzt. Ohne ärztliche Kontrolle sollten Sie derart hohe Dosen auf keinen Fall einnehmen. Denn dann verkehrt sich die Wirkung von antioxidativ zu prooxidativ. Das ist im Krankheitsfall gewünscht, um Krebszellen gezielt zu schädigen. Nebenwirkungen wie Durchfall treten bereits ab 2 000 bis 3 000 mg, bei Kindern und Jugendlichen

VITAMIN C: SO VIEL STECKT DRIN

OBST- ODER GEMÜSESORTE	VITAMIN C-GEHALT (in mg pro 100 g)
ACEROLA-KIRSCHE	1700
PAPAYA (MITTELGROSS)	195
SCHWARZE JOHANNISBEEREN	175
PETERSILIE	160
ROTE PAPRIKA	140
ROSENKOHL ROH / GEKOCHT	115 / 48
BROKKOLI ROH / GEKOCHT	95 / 51
KIWI GRÜN / GOLD	93 / 104
PAPRIKA, GRÜN	60
ORANGE/ORANGENSAFT	60/30–50
ZITRONE	60
SPINAT ROH / GEKOCHT	50 / 9
TOMATE	25
APFEL	10

schon früher auf. Über die Ernährung kann täglich ausreichend Vitamin C durch Obst und Gemüse aufgenommen werden. Auf der linken Seite sehen Sie den Vitamin-C-Gehalt zahlreicher Lebensmittel.

Vitamin B – die Unterschiedlichen

Von den acht B-Vitaminen sind drei für die Immunfunktion direkt von Bedeutung.

Acht chemisch stark unterschiedliche B-Vitamine gibt es und alle sind an wichtigen Vorgängen im Körper beteiligt. Da sie wasserlöslich sind und kaum gespeichert werden, müssen sie regelmäßig mit der Nahrung aufgenommen werden.

Vitamin B6 – mischt überall mit

Vitamin B6 oder Pyridoxin wird im Körper in seine aktive Form, das Coenzym Pyridoxal-5-Phosphat, umgewandelt. Dann kann es an zahlreichen Stoffwechselvorgängen mitwirken, beispielsweise bei der Energiegewinnung, im Nervensystem, dem Protein- und Zuckerstoffwechsel, aber auch bei der Bildung der roten Blutkörperchen und dem Immunsystem. Hier wird es unter anderem mit Entzündungsprozessen und der Entstehung von Krebs in Verbindung gebracht. Zu den empfohlenen täglichen Mengen gibt es unterschiedliche Angaben. Die DGE empfiehlt ab 13 Jahren für Frauen täglich 1,4 mg und für Männer 1,6 mg. Das Vitamin ist beispielsweise in Fleisch (Huhn, Rind, Schwein, Leber), Fisch (zum Beispiel Sardine oder Makrele), Vollkornprodukten, Gemüsen wie Kartoffeln, Hülsenfrüchten, grünen Bohnen, aber auch in Avocados, Bananen und Nüssen enthalten. Mit 150 g Putenbrust, 200 g Brokkoli, 50 g Naturreis und einer Banane kann der Tagesbedarf gedeckt werden. Über die Nahrung zu viel Vitamin B aufzunehmen, gelingt kaum. Mit Nahrungsergänzungsmitteln, in denen häufig Kombinationen von B-Vitaminen in hoher Dosierung enthalten sind, gelingt das jedoch schnell. Das Bundesamt für Risikobewertung empfiehlt Jugendlichen ab 15 Jahren und Erwachsenen nicht mehr als 3,5 mg pro Tag über Nahrungsergänzungsmittel aufzunehmen. Bei einer ausgewogenen bunten Ernährung ist die Einnahme jedoch unnötig.

Vitamin B12 – nur in tierischen Lebensmitteln

Vitamin B12 ist, wie Vitamin B6, an vielen wichtigen Prozessen beteiligt, z. B. die Blutbildung, die Bildung der die Nerven umhüllenden Myelinschicht und Bildung der T-Zellen sowie das Gleichgewicht der unterschiedlichen T-Zell-Populationen. Wer rotes Fleisch, Fisch und Milchprodukte zu sich nimmt, sollte mit der Vitamin-B12-Versorgung keine Probleme haben, denn das Vitamin ist in tierischen Lebensmitteln vorhanden. Die in fermentierten Lebensmitteln wie Sauerkraut teilweise vorkommenden geringen Mengen an Vitamin B12 reichen nicht aus, um die notwendige Menge aufzunehmen. Veganer laufen daher Gefahr, einen Vitamin-B12-Mangel zu bekommen. Für diese Menschen wird die regelmäßige Einnahme über Nahrungsergänzungsmittel ausdrücklich empfohlen. Vegetarisch essende Personen haben häufig ebenfalls einen niedrigen Vitamin-B-12-Status. Auch wer Medikamente gegen zu viel Magensäure oder zum Magenschutz (Protonenpumpenhemmer) über einen längeren Zeitraum einnimmt, droht ein Vitamin-B12-Mangel im achten. Ebenso Personen, die unter chronisch-entzündlichen Darmerkrankungen leiden oder denen Teile des Darms entfernt wurden. Ab 13 Jahren sollten Mädchen, Jungen und Erwachsene 4 µg pro Tag zu sich nehmen, Schwangere und Stillende etwas mehr (4,5 bzw. 5,5 µg). Unter den 14–24-jährigen Frauen erreicht jede dritte diesen Wert nicht. Ein Mangel macht sich vor allem durch Müdigkeit, verminderte Konzentrationsfähigkeit, Kurzatmigkeit, Kribbeln an Händen und Füßen oder Taubheitsgefühle bemerkbar. Auch die Immunabwehr leidet, wodurch entzündliche bedingte Krankheiten fortschreiten.

Folsäure – das Mangel-Vitamin

Folsäure, Folat oder Vitamin B9 werden häufig synonym verwendet. Ganz exakt ist das nicht, denn Folsäure kommt in der Natur nicht vor und kann nur synthetisch hergestellt werden, während Folat in zahlreichen Lebensmitteln enthalten ist. Folat findet sich überall, in deutlich höheren Mengen jedoch in Gemüse, Hülsenfrüchten und Obst. Im Optimalfall summiert sich die verzehrte Menge bei Personen ab 13 Jahren auf 300 µg pro Tag. Doch der Großteil der Männer (79 Prozent) und Frauen (86 Prozent) in Deutschland nehmen im Schnitt nicht genügend Folsäure zu sich. Da die Speicher nur klein sind, führt eine folsäurearme Ernährung innerhalb weniger Woche zu Mangelsymptomen wie Müdigkeit, Blässe, Kurzatmigkeit und anderen. Auch die Widerstandsfähigkeit gegen Infektionen ist geschwächt, weil verschiedene Immunzellen nicht optimal arbeiten können. Folsäure wird bei der Zellteilung, vielen Wachstums- und Entwicklungsvorgängen im Körper, besonders während der Entwicklung des Embryos im Mutterleib benötigt. Folsäuremangel in der Schwangerschaft erhöht das Risiko für Schädigungen des Neuralrohres deutlich. Daher wird Frauen bereits ab Kinderwunsch die Einnahme von Folsäure empfohlen. Während der Schwangerschaft sollten täglich 500 µg erreicht werden.

Vitamin A – für Augen, Wachstum und Immunsystem

Mit Vitamin A sind wir in den westlichen Ländern sehr gut versorgt. Problematisch ist eher eine zu hohe Zufuhr. Hinter der Bezeichnung Vitamin A verbergen sich eine Reihe von fettlöslichen Strukturen. In tierischen Lebensmitteln findet man Retinol, Retinal und Retinsäure, in Pflanzen die Vitamin-A-Vorstufe (Provitamin) Carotin. Die unterschiedlichen Verbindungen werden im Darm entweder zunächst in Retinol umgewandelt und anschließend gespalten. Wie viel vom verzehrten Vitamin tatsächlich vom Körper aufgenommen werden kann, unterscheidet sich danach, ob es sich um Verbindungen aus tierischen oder pflanzlichen Lebensmitteln handelt. Aus tierischen Quellen ist die Resorption besser. Für die Verwertung aus pflanzlichen Quellen muss Fett vorhanden sein. Vitamin A und die davon abgeleiteten Substanzen sind an unterschiedlichen Prozessen im Körper beteiligt. Unter anderem bildet sich mit dessen Unterstützung das lichtempfindliche Pigment Rhodopsin, das in den Stäbchenzellen der Augen für die Unterscheidung zwischen hell und dunkel zuständig ist. Zur Regulierung der Immunantwort und dem Schutz vor Infektionen trägt es bei, indem es die Bildung und Erneuerung der Schleimhautzellen in Mund, Magen, Darm und den Atemwegen reguliert. Bei einem Vitamin-A-Mangel treten Infektionen häufiger auf und verlaufen schwerer. Die Deutsche Gesellschaft für Ernährung empfiehlt erwachsenen Frauen und Männern eine tägliche Zufuhr von 700 bzw. 850 µg Retinolaktivitätsäquivalent (RAE) pro Tag. Diese seltsame Angabe ist nötig, weil die Aufnahme aus tierischen und pflanzlichen Lebensmitteln so verschieden ist. 1 µg RAE entspricht 1 µg Retinol oder 6 µg Beta-Carotin. Um seinen Vitamin-A-Bedarf aus pflanzlicher Kost zu decken, sind also größere Mengen nötig. Das Vitamin ist in Leber, Eigelb und Fisch sowie in vielen Gemüsen wie Karotten, Kohlgemüse, Spinat, Kopfsalat und Mais enthalten. Ein Vitamin-A-Mangel ist sehr selten. Viel häufiger wird durch „gut gemeinte" Nahrungsergänzung zu viel Vitamin A aufgenommen. Das kann Symptome wie trockene und schuppende Haut, Jucken, Haarausfall, Müdigkeit, Knochen-, Gelenk- und Muskelschmerzen hervorrufen.

Mineralstoffe – die Unbedingten

Mineralstoffe sind chemische Verbindungen, die der Körper nicht selbst herstellen kann, aber für unzählige Prozesse unbedingt benötigt.

Im Gegensatz zu Kohlenhydraten, Proteinen, Fetten oder auch Vitaminen, die alle organischen, also belebten Ursprungs sind und auf der Basis von Kohlenstoff, Wasserstoff, Sauerstoff und Stickstoff aufgebaut sind, sind Mineralstoffe anorganisch. Sie kommen in der unbelebten Umwelt vor, also in Gesteinen, Salzen, Metallen usw. Alle Mineralstoffe müssen wir mit der Nahrung zuführen, manche davon in größeren Mengen (Natrium, Kalium, Kalzium, Magnesium, Phosphat, Chlor, Schwefel). Von anderen Mineralstoffen benötigen wir nur sehr wenig, weswegen sie als Spurenelemente bezeichnet werden (Eisen, Iod, Kupfer, Mangan, Selen, Zink). Für die Immunfunktion und die Immunzellen sind die auf den nächsten Seiten genauer beschriebenen Mineralstoffe von besonderer Bedeutung. Alle (auch die hier nicht besprochenen) Mineralstoffe müssen in passender Konzentration vorhanden sein, damit die Körperfunktionen reibungslos ablaufen.

Zink – der Innenverteidiger

Zink ist in fast jeder Zelle im Körper anzutreffen und an Dutzenden Stoffwechselprozessen beteiligt. Im Immunsystem spielt es eine Rolle bei der Entwicklung und Funktionsweise von Zellen der angeborenen und der erworbenen Immunität. Zink ist an einer Vielzahl von grundlegend wichtigen Prozessen beteiligt. Es verwundert daher, dass das Spurenelement im Körper nicht gespeichert werden kann. Beispielsweise funktionieren die Zellteilung und der Auf- und Abbau der Erbinformation (DNA, RNA) nur, wenn Zink vorhanden ist. Auch viele Enzyme und Hormone benötigen das Mineral. Da es vor unerwünschter Oxidation schützt, dient es dem Schutz der Zellen vor Schädigungen durch die reaktiven Radikale. Zink beeinflusst offenbar auch, ob Erkältungsviren an Zellen der Nasenschleimhaut binden und sich dort vermehren können. Das geschieht dadurch, dass es die Bildung bestimmter Zytokine, der Interferone, ankurbelt, was die Virusvermehrung verhindert.

Zink muss kontinuierlich in ausreichender Menge mit der Nahrung zugeführt werden. Die Dosierung ist von einigen Faktoren abhängig, unter anderem vom Alter, dem Geschlecht, der Ernährungsweise und Situationen, die einen höheren Bedarf erfordern (z. B. Schwangerschaft, Stillzeit, Leistungssport). Weil der Körper mit zunehmendem Alter die Fähigkeit einbüßt, Zink gut aufzunehmen, steigt die empfohlene Menge im Laufe des Lebens an. Die notwendige Dosis an Zink hängt auch mit der Art der Ernährung zusammen, genauer gesagt mit dem Phytat in der Nahrung.

ZINK – HIER IST ES DRIN

Zink ist ein Multitalent, das im Körper nicht gespeichert wird und deswegen täglich mit der Nahrung aufgenommen werden muss.

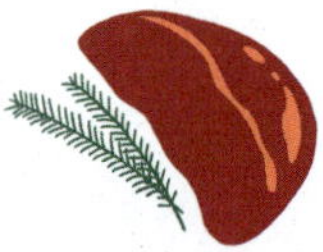

Leber (Schwein, Kalb)
6–8 mg/100 g

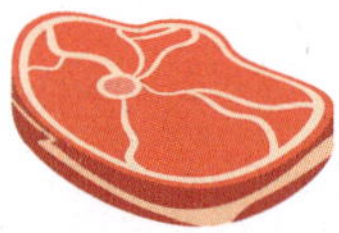

Rind- und Schweinefleisch
3 mg/100 g

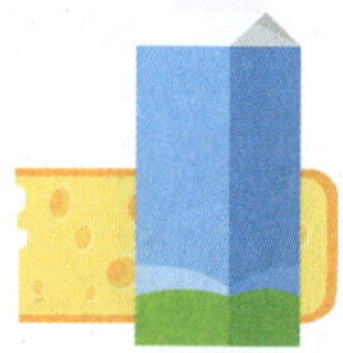

Käse und Milch
3–4,5 mg/100 g

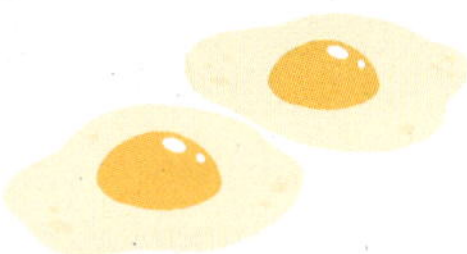

Eier
1,5 mg/Ei

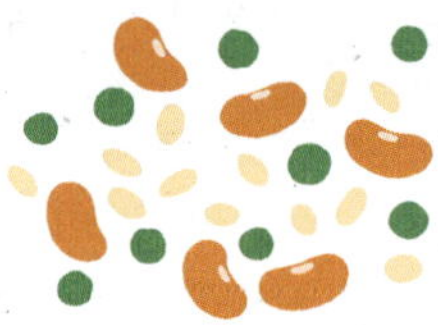

Linsen, Erbsen, Bohnen
3–5 mg/100 g

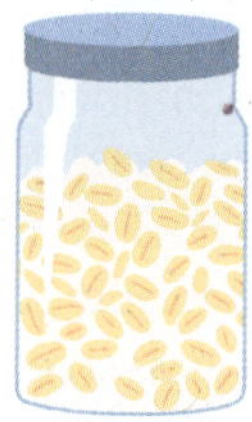

Haferflocken
4 mg/100 g

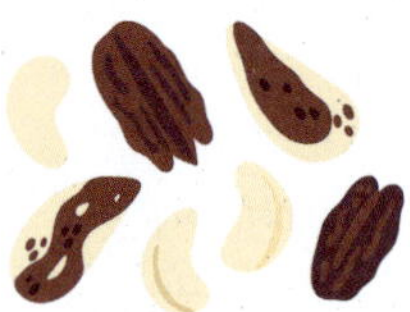

Nüsse, z. B. Cashew-, Pekan-, Paranüsse
4 mg/100 g

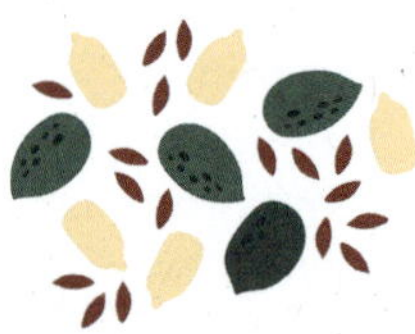

Kerne, z. B. Sonnenblumen-, Kürbiskerne, Leinsamen
4–8 mg/100 g

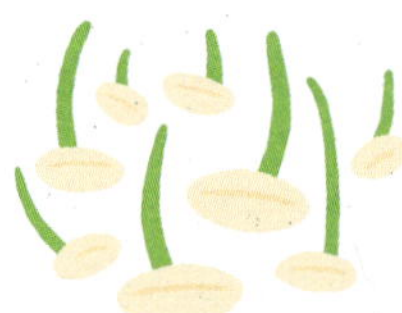

Weizen- oder Roggenkeimlinge
12 mg/100 g

DAS SPEICHERMEDIUM: Phytat ist die Speicherform des Phosphors im Körper. Je weniger Fleisch und tierische Nahrungsmittel verzehrt werden und je höher der Anteil an pflanzlicher Nahrung und vollwertigem Getreide und Hülsenfrüchten ist, desto höher ist die Zufuhr an Phytat. Es kann Mineralstoffe wie Zink binden, sodass der Körper sie nicht mehr aufnehmen kann.

Laut der Deutschen Gesellschaft für Ernährung sinkt die Bioverfügbarkeit von Zink bei einer sehr hohen Phytatzufuhr, sprich bei einer vegetarischen oder veganen Ernährung mit viel vollwertigem Getreide und Hülsenfrüchten, um 45 Prozent. Daher leiden Vegetarier und Veganer häufiger unter einem Zinkmangel. Das bedeutet im Umkehrschluss: Wer viel Phytat aufnimmt, braucht auch mehr Zink. Allerdings ist in Vollkornprodukten mehr Zink enthalten als in Weißmehl, und gleichzeitig nehmen Vegetarierinnen und Veganer meist auch mehr säurehaltiges Obst und Gemüse zu sich, was die Zinkaufnahme wiederum verbessert. Bei Vorgängen wie Einweichen, Keimen oder der Sauerteiggärung wird Phytat abgebaut. Eine hohe Zinkaufnahme aus der Nahrung ist bei einer Ernährung mit vielen tierischen Produkten und wenig Vollkornprodukten gegeben. Allerdings geht das zulasten der Ballaststoffaufnahme und zahlreicher anderer Mineralien, die in Vollkornprodukten enthalten sind.

In Deutschland erreichen laut der Nationalen Verzehrstudie 32 Prozent der Männer und 21 Prozent der Frauen nicht die täglich empfohlene Zufuhr. Ein leichter Zinkmangel zeigt sich durch verminderte Immunabwehr, beeinträchtigtes Geschmacks- und Geruchsempfinden, Nachtblindheit, trockene Haut und leichte Hautentzündung sowie weiße Flecken auf den Fingernägeln und Haarausfall. Bei einem schweren Zinkmangel, der in Deutschland aber sehr selten ist, zeigen sich zusätzlich unter anderem Hautentzündungen mit Rötungen, Schuppen und Bläschen um Mund, After, an den Gelenken sowie häufigere oder schwerer verlaufende Infektionen. Diese Anzeichen treten jedoch nicht allein bei Zinkmangel auf. Auch andere Ursachen können dafür infrage kommen. So groß die Bedeutung von Zink ist für das Immunsystem und die Gesundheit bedeutsam und nicht wenige Menschen, besonders ältere, nehmen davon zu wenig zu sich. Eine Nahrungsergänzung mit 6,5 mg Zink kann sinnvoll sein und führt zu keinen negativen Effekten. In zu großer Menge (ab 30 mg Zink täglich) können nachteilige Effekte auftreten.

Wie viel ist nötig?

Die Deutsche Gesellschaft für Ernährung (DGE) gibt Empfehlungen, wie viel Zink in Abhängigkeit der jeweiligen Ernährungsform und des Alters aufgenommen werden sollte: Bei Frauen sind es 7 bis 10 mg pro Tag, bei Männern 11 bis 16 mg pro Tag. In bestimmten Lebenssituationen ist der Zinkbedarf erhöht. So etwa bei (vegetarisch oder vegan lebenden) Leistungssportlern, bei Stress, während der Schwangerschaft und Stillzeit sowie im Alter. Bei bestimmten Erkrankungen ist die Zinkaufnahme eingeschränkt, etwa bei ungenügender Aktivität der Bauchspeicheldrüse, entzündlichen Darmerkrankungen, Diabetes mellitus oder der genetisch bedingten Zinkmangelkrankheit.

NICHT ZU GROSSZÜGIG DOSIEREN: Zwar sind akute Vergiftungen durch kurzfristige, sehr hohe Zinkdosen (325–650 mg) sehr selten, doch gehen sie mit Übelkeit, Bauchkrämpfen, Erbrechen und Durchfall einher. Bei einer Einnahme von über 150 mg Zink pro Tag über mehrere Wochen treten Störungen der Immunfunktion auf. Schon ab 25 mg pro Tag kommt es zu Wechselwirkungen mit Kupfer, Mangan, Kalzium und Eisen und zu einem Mangel dieser Mineralien und Spurenelemente.

Selen – zentrales Mittelfeld der Immunabwehr

Selen fördert die Immunfunktion, solange die optimale Menge aufgenommen wird. Sowohl zu wenig als auch zu viel Selen schadet dem Immunsystem. Es ist ein weiteres essenzielles Spurenelement, das neben der Immunreaktion an vielen weiteren Abläufen beteiligt ist und zudem antioxidative Eigenschaften hat.

Selen kann die Aktivität der natürlichen Killerzellen, die Antikörperproduktion und die Bildung bestimmter Zytokine anregen. Ebenso wie bei Zink verkehrt sich eine zu hohe Zufuhr ins Gegenteil, stört die Immunfunktion und verstärkt ungewollte Entzündungsprozesse. Bei einem Selenmangel ist das Immunsystem beeinträchtigt, die

Muskelfunktion und – weil Selen (wie auch Zink) für die Bildung von Spermien notwendig ist – die Fruchtbarkeit des Mannes vermindert. Wie viel Selen in pflanzlichen Lebensmitteln enthalten ist, hängt vom Selengehalt der Böden ab. In Europa ist der nicht extrem hoch, aber doch so, dass ein Mangel durch zu geringe Selenzufuhr sehr selten ist. Häufiger ist eine Selenunterversorgung beim Vorliegen von Krankheiten, bei denen die Selenverwertung gestört ist oder das Spurenelement vermehrt verloren geht, wie beispielsweise bei chronisch-entzündlichen Darmerkrankungen, Mukoviszidose oder Niereninsuffizienz.

WIE VIEL IST NÖTIG? Männliche Jugendliche ab 15 Jahren und Männer sollten pro Tag 70 Mikrogramm (µg) aufnehmen, weibliche Jugendliche, Frauen und Schwangere 60 µg, Stillende 75 µg.

Fisch, Fleisch, Milchprodukte, Eier, Kichererbsen, Bohnen, Linsen, Reis und Haferflocken sind gute Selenquellen. Am meisten enthalten Kokosnüsse und Paranüsse. Mit einem Becher Joghurt mit 25 g Haferflocken und 50 g Obst sowie einer Hauptmahlzeit mit 150 g Lachs, 80 g Reis und 150 g Zucchinigemüse erreichen Sie 60 µg. Am einfachsten ist es, täglich wenige Paranüsse zu naschen, um den Selenbedarf sicher zu decken (2 bis 4 Stück enthalten 50 bis 100 µg Selen). In der EU darf dem Tierfutter Selen zugesetzt werden, sodass Fleisch, Milchprodukte und Eier zur Selenversorgung beitragen.

Eisen – das Zentrum des roten Blutfarbstoffs

Ein Eisenatom ist das zentrale Molekül im roten Blutfarbstoff Hämoglobin, das den Sauerstoff in die Gewebe transportiert. Eisen ist daher essentiell wichtig. Aber auch zahlreiche andere Prozesse und Zellen benötigen Eisen. Denn seine Fähigkeit, Elektronen abgeben und aufnehmen zu können, macht es zu einem wichtigen Reaktionspartner bei vielen Vorgängen im Stoffwechsel. Bei einem Eisenmangel ist das Immunsystem direkt betroffen. Die vom Vorhandensein und der Aktivität der T-Zellen abhängige zelluläre Immunität verringert sich und auch die Abtötung von Bakterien durch Neutrophile leidet. Nicht nur der Mensch braucht Eisen – auch Bakterien benötigen es für ihre Vermehrung. Daher hat die angeborene Immunabwehr Strategien entwickelt, Bakterien den Zugang zu Eisen zu erschweren. Viren, die die Strukturen der menschlichen Zellen für ihre Vermehrung nutzen, benötigen Enzyme, für deren Aktivität Eisen benötigt wird. Eisenmangel kann sowohl die angeborene als auch die zellvermittelte erworbene Immunität beeinträchtigen.

Eine ausreichende Versorgung ist daher wichtig. Männer sind hier eindeutig besser aufgestellt als Frauen. Sie erreichen über alle Altersklassen hinweg die empfohlene Eisenmenge von 10 mg pro Tag. Bei den Frauen hingegen ist die Lage schlechter. 15 mg pro Tag sind empfohlen – und das erreicht kaum eine unter 50-Jährige, wie die 2. Nationale Verzehrstudie gezeigt hat. Eisen ist eines der wenigen Spurenelemente, von denen Frauen mehr benötigen als Männer. Das liegt am monatlichen Blut- und damit Eisenverlust durch die Menstruation. Grundsätzlich ist der Eisenbedarf im Wachstum, bei Leistungssport oder Blutungen/Blutspenden erhöht. Bemerkbar macht sich ein Mangel unter anderem durch blasse Haut, brüchiges Haar und spröde Haut, Müdigkeit, Rissen in den Mundwinkeln und Frieren.

DIE EISENAUFNAHME STEIGERN: Wird gleichzeitig mit eisenhaltigen Nahrungsmitteln Vitamin C aufgenommen, verbessert sich die Aufnahme um den Faktor 3 bis 4. Verschlechtert wird die Aufnahme durch den zeitnahen Verzehr von Phytaten (siehe S. 123) in Vollkorn- und Sojaprodukten, Ballaststoffen, Polyphenolen im Kaffee, schwarzem Tee, Spinat oder Rotwein und einigen anderen Substanzen.

Eisen ist in Fleisch und Wurstprodukten, aber auch in Gemüse und Hülsenfrüchten enthalten. Allerdings ist die Bioverfügbarkeit aus pflanzlichen Produkten schlechter als aus tierischen. Die Versorgung mit einer ausreichenden Menge an Eisen über die Nahrung ist möglich, aber für einige Personengruppen nur mit Anstrengung zu erreichen. Vegetarier und Veganer, die das besser verfügbare Eisen nicht nutzen können, sind gefährdet, einen Mangel zu erleiden. Über Nahrungsergänzungsmittel kann der Eisenhaushalt verbessert werden. Vor einer Einnahme von Präparaten sollte beim Hausarzt der Eisenstatus und der Zustand des Eisenspeichers geprüft werden.

Magnesium – und die Defensive steht

Obwohl es für Magnesium noch keine genehmigte Health Claims gibt, sind die wissenschaftlichen Hinweise gut, dass es eine wichtige Rolle für das Immunsystem hat. Der größte Anteil befindet sich in den Knochen, der Leber und der Muskulatur. Schon seit Längerem ist bekannt, dass Magnesiummangel das Risiko für eine Reihe von Krankheiten erhöht. So steigt bei zu geringer täglicher Aufnahme von Magnesium das Risiko für Herz-Kreislauf-Erkrankungen oder Diabetes.

MAGNESIUMMANGEL: Forscher vermuten, dass Magnesiummangel zur Entstehung von Krebs beitragen könnte. Untersuchungen an Mäusen zeigten, dass Tumore unter magnesiumarmer Ernährung schneller wuchsen. Auch ihre Abwehrkräfte gegen Grippeviren waren geschwächt. Ob sich ein Mangel beim Menschen ähnlich auswirkt, war bis jetzt nicht untersucht.

Aktuelle Forschungen zeigen nun, wie genau Magnesium dem Immunsystem dabei hilft, entartete und infizierte Zellen zu bekämpfen. T-Zellen können diese nur wirksam eliminieren, wenn ausreichend Magnesium in der Umgebung vorhanden ist. Auf den T-Zellen befinden sich Kontaktstellen, mit denen die T-Zelle an die zu eliminierende Zelle andocken kann. Diese Bindungsstelle ist im Ruhezustand zugeklappt oder überdeckt, was ein Andocken verhindert oder erschwert. Magnesium sorgt dafür, dass der Rezeptor zugänglich bleibt.

Täglich sollten Männer und Frauen nach Empfehlungen der Deutschen Gesellschaft für Ernährung (DGE) 350 beziehungsweise 300 mg Magnesium aufnehmen. Bei Jugendlichen und Kindern liegen die Empfehlungen darunter. Untersuchungen zeigen, dass 56 Prozent der jugendlichen Mädchen, 29 Prozent der Frauen und 26 Prozent der Männer regelmäßig zu wenig Magnesium über die Nahrung aufnehmen. In Risikogruppen haben viele Betroffene einen Magnesiummangel. Jeder zweite Mensch mit Diabetes, 33 Prozent der älteren Menschen, 72 Prozent der Schwangeren und über 50 Prozent der sportlich sehr Aktiven sind betroffen. Auch wer auf bestimmte Nahrungsmittel verzichtet, einen hohen Anteil an verarbeiteten Lebensmitteln zu sich nimmt oder sich sehr fettreich ernährt, wer unterernährt oder magersüchtig ist, hat generell ein hohes Risiko für einen Nährstoff oder Mineralienmangel – auch für einen Mangel an Magnesium. Den zu erkennen, ist leider nicht einfach, da die Symptome unspezifisch und sehr zahlreich sind. Da die großen Magnesiumspeicher in den Knochen und der Muskulatur nach und nach entleert werden, wird der Mangelzustand lange Zeit im Blut nicht sichtbar. Magnesium befindet sich vor allem in Wasser (Leitungs- und Mineralwasser), Vollkornbrot, Gouda, Ei, Milchprodukten wie Joghurt oder Milch, aber auch in Kartoffeln und tiefgefrorenem Spinat. Bei einer Überversorgung mit Magnesium scheidet der Körper den Überschuss aus. Ein Zuviel ist in der Regel also nicht bedenklich, außer die Nierenfunktion ist eingeschränkt und Sie nehmen dauerhaft sehr große Mengen zu sich. Dann wird der Stuhl weich oder Sie bekommen Durchfall.

Antientzündlich essen

Eine Ernährung mit viel Gemüse und Obst kann das Immunsystem unterstützen.

Viele „Immun-Rezepte“ existieren bereits seit vielen Jahrhunderten und erhalten allein aus diesem Grund einen großen Vertrauensvorschuss. Bei anderen Nahrungsmitteln kam man erst durch Zufall oder durch Laboranalysen darauf, welche Wirkungen sie haben könnten. Es ist sinnvoll, aber nicht immer einfach, über eine gesunde Ernährung Einfluss auf Krankheiten nehmen zu wollen. Wir werfen einen Blick auf die Fähigkeiten von antientzündlich, antioxidativ, antibakteriell und antiviral bezeichneten Lebensmitteln. Manche Substanzen lähmen den Stoffwechsel von Bakterien oder hemmen Strukturen von Viren, sodass sie sich nicht mehr so schnell vermehren können.

ANTIENTZÜNDLICH ESSEN

Ein Mehr an Gemüse, Obst, Ballaststoffen und Gewürzen ist die Basis einer antientzündlichen Ernährung

	SO GEHT'S	EHER WENIGER
GETRÄNKE	– Wasser, – ungesüßter Tee – Kaffee – grüner Tee – ungesüßter Kakao	– Alkohol – Fruchtsäfte – Limonaden
MAHLZEITEN	– Die Hälfte des Tellers sollte aus Gemüse, Salat oder (fruktosearmem) Obst bestehen – je bunter, desto besser! – Ein Viertel Ihrer Mahlzeit sollte aus proteinhaltigen Lebensmitteln bestehen. – Essen Sie Rohkost oder nutzen Sie schonende Zubereitungsarten (dämpfen, dünsten) – Ein Viertel der Mahlzeit sollte aus Kohlenhydraten bestehen.	– Verringern Sie den Verzehr tierischer Produkte – Ersetzen Sie Weißmehlprodukte durch Vollkorn und geschälten Reis durch Vollkornreis.
NOCH EIN PAAR TIPPS	– Nutzen Sie reichlich Kräuter und Gewürze, z. B. Ingwer, Kurkuma, Knoblauch, Pfeffer – Gesunde Fette sind in Olivenöl, Rapsöl, Leinöl. – Naschen Sie Bitterschokolade oder Nüsse – Greifen Sie zu fermentiertem Gemüse, z. B. Sauerkraut	– Verwenden Sie Salz in Maßen – Reduzieren Sie Lebensmittel mit hohem Fettgehalt (Wurst, Chips, Snacks) – Verzichten Sie auf Zucker

DIE VORSILBE „ANTI": „Anti" steht für „gegen". Antientzündlich bedeutet, dass Entzündungsprozesse abschwächen werden. Antioxidativ wirkende Substanzen fangen durch den chemischen Vorgang der Oxidation entstehenden freien Radikale ab. Diese sehr reaktionsfreudigen Moleküle können das Gewebe schädigen. „Antibakteriell" und „antiviral" bezieht sich auf die hemmende Wirkung gegenüber Bakterien und Viren.

Die Grundlage einer antientzündlichen Diät sind frische, wenig verarbeitete Lebensmittel. Der Schwerpunkt liegt auf viel frischem Gemüse, Obst und Kräutern. Sie enthalten, neben Mineralstoffen, Vitaminen und Ballaststoffen, sogenannte sekundäre Pflanzenstoffe, die für eine gesunde Ernährung wichtig sind. Es handelt sich um Stoffe mit so klingenden Namen wie Polyphenole, Carotinoide, Phytoöstrogene, Glucosinolate, Sulfide, Monoterpene oder Saponine. Sekundäre Pflanzenstoffe sind beispielsweise natürliche Farbstoffe, die eine Tomate rot und eine Karotte orange färben. Gemüse ist zudem ein hervorragender Lieferant für Vitamine und Mineralstoffe. Obst enthält ebenfalls viele wichtige Nährstoffe, allen voran Vitamine, und sollte daher täglich auf dem Speiseplan stehen. Wählen Sie beim Obst fruchtzuckerarme Sorten wie Aprikosen, Pfirsiche oder Zwetschgen, da Zucker in Form von Fruktose, den Stoffwechsel entgleisen lassen kann. Bestimmte Immunzellen (Monozyten) reagieren auf Fruktose mit der Ausschüttung entzündungsfördernder Zytokine. Verschiedene Beeren wie Heidelbeeren, Erdbeeren, Himbeeren, Brombeeren und Johannisbeeren enthalten nicht nur wenig Zucker, sondern auch Vitamine, Ballaststoffe und Antioxidantien.

In Form der Mittelmeerdiät oder der nordischen Diät ist die Zusammensetzung der Nährstoffe sehr günstig. Zahlreiche Studien zeigen, dass die Mittelmeerdiät das Herz-Kreislauf-System schützt. Die beiden Ernährungsformen setzen zusätzlich auf Fleisch in Maßen, viel Seefisch und die Verwendung von Ölen, die viele mehrfach ungesättigte Fettsäuren, wie Omega-3- und Omega-6-Fettsäuren beinhalten. Sie sind wesentliche Bestandteile der Zellmembranen. Insbesondere in Olivenöl, Leinöl, Rapsöl, Hanföl, fettem Fisch, Kichererbsen, Bohnen und Kohlgemüse sind sie zahlreich enthalten. Omega-6-Fettsäuren sind eigentlich die Widersacher der Omega-3-Fettsäuren. Sie können Entzündungen fördern. Trotzdem ist Omega 3 nicht nur „gut" und Omega 6 nicht nur „schlecht" Sie brauchen beide, aber in einem Verhältnis, in dem Omega 3 überwiegt.

BITTE EIN BISSCHEN BITTER: Bitterstoffe, wie zum Beispiel in Rucola, Chicorée, Radicchio oder Grapefruit zählen auch zu den sekundären Pflanzenstoffen. Sie fördern unter anderem die Tätigkeit von Leber, Galle und Magen und Darm und unterstützen die Verdauung. Das ist gut für das darmassoziierte Immunsystem.

Daneben gibt es eine Reihe von Lebensmitteln, denen antientzündliche und immunmodulierende Wirkungen nachgesagt werden, für die es aber noch keine ausreichende Evidenz gibt.

Noch in der Forschung

Kurkuma: Curcumin, der Hauptinhaltsstoff in Kurkuma soll starke antientzündliche Effekte haben, die Bildung entzündungsfördernder Zytokine bremsen und die Zahl regulatorischer T-Zellen beeinflussen. In seiner natürlichen Form wird es vom Körper kaum aufgenommen Die sogenannte Resorptionsrate verbessert sich, wenn schwarzer Pfeffer gleichzeitig verzehrt wird. Die beste Verfügbarkeit wird nur durch synthetische Aufbereitung erreicht, wie sie für Nahrungsergänzungsmittel verwendet werden.

Ingwer: Der wichtigste der 40 antioxidativen Inhaltsstoffe in Ingwer ist das Gingerol. Die Einnahme von Ingwer soll sich günstig auf Entzündungsparameter auswirken. Ingwer kann aus der frischen Knolle als Tee zubereitet, oder Gerichten zugegeben werden, oder als Ingwerpulver verzehrt werden. Verwenden Sie keinen Ingwer, wenn Sie blutverdünnende Medikamente einnehmen oder Gallensteine haben. Auch vor Operationen oder Zahnbehandlungen ist die Knolle wegen ihrer blutverdünnenden Wirkung tabu.

Knoblauch: Knoblauch hat starke antibakterielle und antivirale Wirkungen. Allerdings bringt der Verzehr von frischem Knoblauch in dieser Hinsicht wenig. Die Inhaltsstoffe sind in den benötigten Mengen nicht gut verträglich. Das Inhalieren von Knoblauchdämpfen kann jedoch Erreger in den Atemwegen abtöten.

Zwiebel: Die Zwiebel enthält Phenole, denen antientzündliche, -oxidative, -bakterielle und -virale Eigenschaften zugeschrieben werden.

In Laborversuchen kann der Inhaltsstoff Quercetin Viren daran hindern, an Zellen anzudocken. Zudem stören sie die Virusvermehrung und den Zusammenbau.

Honig: Honig und andere Bienenprodukte werden seit der Antike sowohl als Nahrungsmittel als auch zu therapeutischen Zwecken eingesetzt. Eine Vielzahl von Heilwirkungen wird den Produkten nachgesagt, doch wissenschaftliche Belege gibt es nur wenige. Am besten ist die Datenlage für den neuseeländischen Manuka-Honig. Er entsteht, wenn Bienen vor allem die Blüten des Manuka-Baumes anfliegen. Als medizinischer Honig erfolgt die äußere Anwendung, wenn Wunden schlecht heilen.

Probiotika: Die Bakterienflora im Darm hilft bei der Abwehr von Krankheitserregern und bei der Verdauung, stellt aus schwer verdaulichen Ballaststoffen wichtige kurzkettige Fettsäuren her und unterstützt das Immunsystem. Wie gut diese Aufgaben funktionieren, hängt von der genauen Zusammensetzung der Bakterienarten ab. Durch die Ernährung lässt sich die Besiedlung günstig und ungünstig beeinflussen. Produkte mit lebenden Bakterien, die im Darm eine Wirkung hervorrufen sollen, müssen zunächst die Abwehr im Mund und den Schwall Magensäure überstehen, die ganze Passage durch den Dünndarm lebend meistern, um dann im Dickdarm noch genügend Kraft zu haben, ihre Wirkung zu entfalten. Das ist für im Handel erhältliche, mit lebenden Kulturen beworbene Produkte nicht nachgewiesen. Medizinisch gibt es Anwendungen, die spezifisch bei bestimmten Erkrankungen gezielt eingesetzt werden.

Präbiotika – Futter für die Darmbakterien

Präbiotika sind spezifische unverdauliche Stoffe in der Nahrung (Ballaststoffe), die nur bestimmte Bakterien im Darm zerlegen können. Beim Abbau entstehen kurzkettige Fettsäuren, Kohlendioxid und Methan, wodurch der pH-Wert vor Ort im Darm sinkt und das Milieu sauer wird. Dadurch können beispielsweise Vitamin D (siehe S. 109) und E sowie Kalzium und andere Mineralstoffe besser aus dem Darm aufgenommen werden und stehen unter anderem den Immunzellen zur Verfügung. Natürlicherweise sind Präbiotika in einer Reihe von Gemüsen und auch in Bananen und Getreide enthalten. Etwa 30 Gramm Ballaststoffe sollten Sie insgesamt täglich mit der Nahrung aufnehmen, davon fünf bis zehn Gramm Präbiotika. Wenn Sie bisher wenig Ballaststoffe zu sich nehmen, sollten Sie die Dosis nur langsam erhöhen. Die Darmbakterien müssen sich mit der Zeit an die neue Nahrungsquelle anpassen. Mit einer bunten und vollwertigen Ernährung ist es gut möglich, ausreichend Ballaststoffe zu sich zu nehmen. Wertvolle Präbiotika lassen sich ganz einfach aufnehmen. Beta-Glucan ist in Hafer und Gerste enthalten. Mit Spargel, Lauch und Knoblauch versorgen Sie sich mit Fructooligosacchariden, Zwiebeln und Artischocken liefern Inulin und Oligofruktose. Mit Äpfeln, Zitrusfrüchten oder Quitten nehmen Sie Pektin zu sich. Über die resistente Stärke in kalten Kartoffeln und kalten Nudeln freuen sich Ihre Darmbakterien auch. Wenn Sie täglich Gemüse und Obst essen, sind Sie auf einem guten Weg. Vollwertige Getreide ergänzen das Repertoire sinnvoll. Dann sind Ballaststoffe in Form von Nahrungsergänzungsmitteln unnötig.

Fasten für das Immunsystem?

Ernährung ist wichtig. Aber zumindest zeitweise zu fasten, aktiviert andere Prozesse im Körper, vor allem das Recycling alter Zellen.

Zahlreiche Untersuchungen an Tieren haben gezeigt, dass Kalorienbeschränkung das Leben um 20 bis 30 Prozent verlängert. Noch immer ist allerdings unklar, wie übertragbar die Ergebnisse auf uns Menschen sind. Doch was bei Tieren vom Fadenwurm bis zum Affen stattfand, war, dass Entzündungsreaktionen abnahmen, der oxidative Stress vermindert wurde und alte Zellen besser recycelt wurden. Bekommt der Körper zu wenig oder längere Zeit keine Nahrung, ist das ein Stressreiz. Folglich werden Vorgänge aktiviert, die Ressourcen schonen sollen. Im Körper ist das unter anderem die Autophagie. Sie erinnern sich, Autophagie ist der Prozess, bei dem alte, nicht mehr teilungsfähige Zellen recycelt werden (siehe S. 38). Damit wird nicht nur die Menge an entzündungsfördernden Zellen verringert, sondern es werden auch die Bausteine zurückgewonnen, aus denen die Zellen bestehen.

Intervallfasten ist seit Jahren auf dem Vormarsch. Dabei wird über einen bestimmten Zeitraum des Tages, beispielsweise 16 Stunden, gefastet und während der übrigen acht Stunden normal gegessen (16:8). Auch andere Aufteilungen, zum Beispiel 12:12 oder 14:10, oder kompletter Nahrungsverzicht an zwei nicht aufeinander folgenden Wochentagen sind möglich. Einige Untersuchungen fanden, dass natürliche Killerzellen durch Fasten effektiver Tumorzellen eliminieren oder die Immunfunktion auf andere Weise reguliert werden kann. Allerdings ist die Datenlage noch dünn und es ist auch noch unklar, welche Person welches Fastenformat benötigt. Zudem gibt es Daten, die zeigen, dass eine erhöhte Rate an Autophagie nicht für jeden Menschen wünschenswert ist. So verstärkt sich durch mehr Autophagie bei rheumatoider Arthritis die Entzündung und Zerstörung der Gelenke. Auch bei Morbus Crohn scheint die Steuerung der Autophagie am Krankheitsgeschehen beteiligt zu sein. Sollten Sie eine Form des Fastens oder zeitbeschränkten Essens praktizieren, achten Sie unbedingt darauf, genügend Nährstoffe zu sich zu nehmen. Fasten bedeutet Stress für das Immunsystem. Deswegen benötigt es ausreichend Energie. Wird nun Intervallfasten mit Low Carb kombiniert, werden Entzündungsvorgänge eher gefördert als verringert. Eine zu geringe Proteinzufuhr kann den Muskelabbau begünstigen. Mindestens 0,8 g Protein pro Kilogramm Körpergewicht sollten Sie zu sich nehmen. Wenn Sie Sport und Krafttraining betreiben, darf die Menge auch bei 1,4 bis 1,8 g/kg Körpergewicht liegen.

Überflüssige Pfunde zu verlieren entlastet das Immunsystem. Doch ob Intervallfasten dafür der ideale Weg ist, ist wissenschaftlich noch nicht zufriedenstellend belegt. Dennoch hat die zeitweise Reduktion von Nahrungszufuhr günstige Effekte auf viele Stoffwechselprozesse und damit direkt oder indirekt auf Ihr Immunsystem. Denn wenn an weniger Fronten Erhaltungsarbeiten stattfinden müssen, bleibt mehr Zeit und Energie für die Abwehr von Krankheitserregern.

DIE EXTRA-TRAININGSSTUNDEN FÜRS IMMUNSYSTEM

Gönnen Sie Ihrer Immunabwehr ein Extra-Training. Mit Hitze und Kälte bringen Sie Ihr System auf Trab. Und Impfungen können mehr, als Sie denken.

Hitze und Kälte – manchmal darf es extrem sein

Ob Sie lieber die heiße Sommersonne oder die eiskalte Winterluft mögen: Ihr Immunsystem schätzt beides.

Der menschliche Körper kann ziemlich viel aushalten. Das musste er im Laufe der Evolution auch, und so haben sich Mechanismen entwickelt, die bei Hitze und Kälte nicht nur das pure Überleben sichern, sondern auch noch günstige Effekte haben. Das Vorhandensein spezieller Hitzeschock- und Kälteschockproteine, die bei Erhöhung oder Senkung der Körpertemperatur aktiviert werden, zeugen davon. Wenn Sie körperlich gesund sind, auf ausreichende Flüssigkeitszufuhr achten und sicherstellen, dass Sie keine Verbrennungen oder Erfrierungen bekommen, können Sie sowohl von Hitze als auch von Kälte profitieren. Beide haben teilweise ähnliche, aber auch gegensätzliche Effekte auf das Immunsystem.

Regelmäßig in die Sauna …

Unser Körper besitzt ein eigenes System, um von höheren Temperaturen zu profitieren: Fieber. Bei einer Erhöhung der Körpertemperatur steigen die Zahl der Leukozyten, Lymphozyten und Neutrophilen und die Aktivität der natürlichen Killerzellen. Auch ohne Fieber können Sie sich die Effekte auf das Immunsystem zunutze machen. Die effektivste Methode ist, regelmäßig in die Sauna zu gehen. Gut untersucht sind die positiven Effekte des Saunierens auf das Herz-Kreislaufsystem. Was dafür gut ist, nützt auch dem Immunsystem. Für die positiven Effekte ist eine Körperkerntemperatur von mindestens 38 Grad vonnöten. Bereits 15 Minuten in der Hitze erhöht die Zahl an Immunzellen im Blut. Wichtig sind regelmäßige Saunagänge mehrmals pro Woche, damit Hormese (siehe S. 74), also eine

Anpassung an die Hitze, stattfinden kann. Wer es schafft, zwei- bis dreimal pro Woche zu saunieren, senkt die allgemeine Sterblichkeit um 11 Prozent, die Häufigkeit von Atemwegserkrankungen um 5 Prozent und das Risiko für schwere Herz-Kreislauf-Erkrankungen um bis zu 6 Prozent, wer es sogar vier- bis siebenmal wöchentlich schafft, profitiert noch stärker. Auch ein Besuch einmal pro Woche bringt schon positive Effekte, doch die sind deutlich geringer. Studien aus Finnland sehen die optimale Frequenz bei wöchentlich zwei bis vier Saunagängen für 15 bis 30 Minuten bei 70 bis 100 Grad.

Bei regelmäßigem Saunieren gewöhnen sich alle Systeme des Körpers daran. Wer sehr selten in die Sauna geht, kann keine so deutlichen Effekte erwarten. Zudem ist es wichtig, den Körper nicht zu überfordern. Zu hoher Hitzestress und ein Hitzschlag sind gefährlich. Auch können die Effekte sogar ins Negative umschlagen und beispielsweise das Immunsystem kurzfristig schwächen. Wichtig ist, dass Sie sich vorab einmal hausärztlich durchchecken lassen. Spricht nichts gegen regelmäßige Saunagänge, beginnen Sie langsam und steigern Dauer und Frequenz ganz allmählich. Vor und nach dem Saunieren sollten Sie ausreichend trinken, denn durch das Schwitzen gehen Flüssigkeit und Mineralien verloren, die Sie ausgleichen müssen, damit Ihr Immunsystem gut funktionieren kann (siehe S. 104).

… oder unter die kalte Dusche

Wenn Sie Hitze trotz der vielfältigen positiven Effekte nicht mögen oder aus gesundheitlichen Gründen davon abzuraten ist, könnte vielleicht Kälte etwas für Sie sein – auch wenn Sie sich anfangs stärker überwinden müssen. Das liegt allerdings nur daran, dass wir dank Zentralheizung in den letzten Jahrzehnten sehr verwöhnt waren und praktisch nie frieren müssen.

Sich schrittweise mehr Kältetoleranz anzutrainieren, senkt nicht nur die Energiekosten – auch verschiedene Körperfunktionen profitieren. Denn wer häufiger mal friert, hat mehr braunes Fettgewebe, das den Stoffwechsel ankurbelt und wie eine körpereigene Heizung funktioniert. Braunes Fett? Das klingt erst mal ungewöhnlich, bedeutet aber nur Gutes für Ihren Körper.

Es gibt zwei unterschiedliche Arten von Fettgewebe: weißes und braunes Fett. Die Speckröllchen, die am Bauch und anderswo so unerfreulich leicht greifbar sind, bestehen aus weißem Fettgewebe. Weiß ist es, weil die Zellen nur sehr wenige Mitochondrien enthalten. Mitochondrien sind Zellorganellen, die mithelfen, die in der Nahrung gespeicherte Energie in eine für den Körper nutzbare Form umzuwandeln. Gewebe und Zellen, die einen hohen Energieverbrauch haben, enthalten viele Mitochondrien, beispielsweise Muskel-, Nerven-, Sinnes- und Herzmuskelzellen. Aber auch in einem anderen Gewebe gibt es sehr viele Mitochondrien, nämlich im braunen Fettgewebe.

Braunes Fett dient der Wärmeerzeugung und verbrennt aktiv Kalorien. Es macht nur 0 bis 600 Gramm, also in der Regel weniger als ein Prozent der Körpermasse aus, und zeigt sich an Hals, Schlüsselbein, Wirbelsäule, im Brustraum und Bauch. Je nach individueller Konstitution und Lebensstil kann das braune Fettgewebe auch fast komplett fehlen – wenn es nicht benötigt wird, bildet es sich zurück. Da es Zucker und Nahrungsfette fast vollständig in Wärme umwandeln kann und damit Kalorien verbrennt, hilft es beim Einheizen und Abnehmen. Beispielsweise reagiert der Stoffwechsel von Menschen mit mehr braunem Fettgewebe empfindlicher auf Insulin, was der Entwicklung von Diabetes entgegenwirkt.

Weißes Fett hingegen erfüllt nur eine Speicherfunktion und kann bei stark Übergewichtigen bis zu 50 Prozent der Körpermasse ausmachen. Es schlägt besteht aus großen Zellen mit Fetttropfen im Inneren. Da es nur wenige Mitochondrien enthält, hat es eine helle Farbe. Weißes Fettgewebe setzt entzündungsfördernde Zytokine (Adipokine) frei. Wenn Sie frieren, versucht Ihr Körper, durch einen Thermogenese genannten Prozess, die Körpertemperatur anzuheben oder so gut es geht zu erhalten. Bei diesem Vorgang wird das Protein Thermogenin gebildet, das die Umwandlung von weißem in braunes Fett veranlassen kann und so die Anpassung (Hormese) an den Kältestress fördert.

Dieser Stress aktiviert das sympathische Nervensystem und löst damit Kampf- und Fluchtreflexe aus. Das scheint nicht besonders gesund zu sein, doch wie schon bei der Tummo-Atmung (siehe S. 69) ist die Auseinandersetzung mit dem Stressor Kälte selbst gewählt und daher für den Körper positiv besetzt. Wer kalt duscht oder in kaltem Wasser schwimmt, setzt den Körper einem starken Stressreiz aus. Wer regelmäßig kalt duscht oder in kaltem Wasser schwimmt, erreicht, dass die Aktivität des sympathischen Nervensystems nachlässt, während die des parasympathischen Nervensystems steigt. Unterstützen können Sie diese Entwicklung dadurch, dass Sie sich im kalten Wasser darauf konzentrieren, ruhig, tief und langsam zu atmen – sich also gegen den Reflex wehren, zu hyperventilieren.

GEZIELTE KÄLTETHERAPIE: Kälte wird als Kryotherapie auch zur Behandlung von Krankheiten eingesetzt. Die betroffene Person setzt sich in einer Kältekammer für wenige Minuten extrem kalter Luft aus, was Entzündungsprozesse lindert. Die Menge entzündungshemmender Zytokine steigt, während entzündungsfördernde reduziert werden. Schon regelmäßiges kaltes Duschen verbessert die Immunabwehr und verringert das Krankheitsgefühl. Neben antientzündlichen Vorgängen werden auch körpereigene Antioxidantien gestärkt.

Kältetherapie zeigt bei zahlreichen Krankheiten positive Effekte: Patienten mit arthritischen Schmerzen empfanden schon nach einer Woche mit einer täglichen kalten Dusche von zwei Minuten weniger Schmerzen. Es gibt Hinweise darauf, dass Kryotherapie bei psychischen Erkrankungen, besonders bei depressiven Symptomen, als Zusatztherapie die Stimmung leicht verbessert und Angstzustände mindert.

Rein physiologisch bewirkt das Eintauchen in kaltes Wasser, dass die Blutgefäße sich zusammenziehen und den Blutfluss auf das Körperzentrum konzentrieren. Doch wenn Sie den Kältereiz beenden, stellen sich die Gefäße plötzlich wieder weit, das Blut schießt in die Haut und wärmt Sie auf. Das treibt den Lymphfluss an, sodass Abfallstoffe effektiver aus dem Gewebe abtransportiert und fehlerhafte Proteine und alte und defekte Zellen recycelt werden (Autophagie). Noch gibt es nur punktuell Daten zu den weiteren Effekten von Kälte, aber diese deuten auf spannende Vorgänge im Körper hin. Sie scheint beispielsweise die Blutzuckerregulation und Insulinsensitivität zu verbessern und antioxidative Prozesse im Körper zu verstärken. Es könnte besser sein, Hitze und Kälte nicht miteinander zu kombinieren, sondern jeweils einzeln wirken zu lassen, um von den umfangreichen, aber teilweise gegensätzlichen Effekten am wirkungsvollsten zu profitieren. Denn wird der Körper nach einem gewollten Hitzestress abgekühlt, oder wird er nach einem Eisbad unter der warmen Dusche aufgewärmt, so besteht nicht die Notwendigkeit der Hormese. Der Trainingseffekt könnte schwächer ausfallen. Die Datenlage dazu ist aber noch unzureichend.

DIE KÄLTE-CHALLENGE

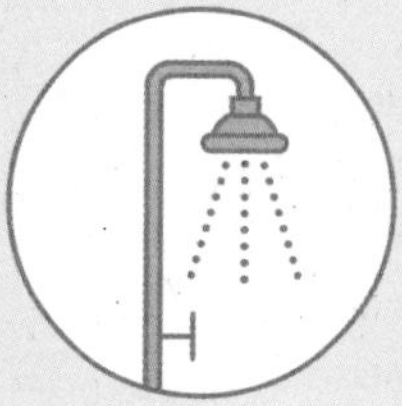

1 KALT DUSCHEN: Duschen Sie wie gewohnt, dann stellen Sie die Wassertemperatur auf die kälteste Stufe. Beginnen Sie mit den Beinen und arbeiten Sie sich nach oben, bis Sie komplett unter dem kalten Wasser stehen. Atmen Sie ruhig. Anfangs schaffen Sie vielleicht 20 Sekunden. Nach und nach können Sie die Dauer ausdehnen. Erstrebenswert sind mindestens 30 Sekunden, am wirkungsvollsten ungefähr zwei Minuten.

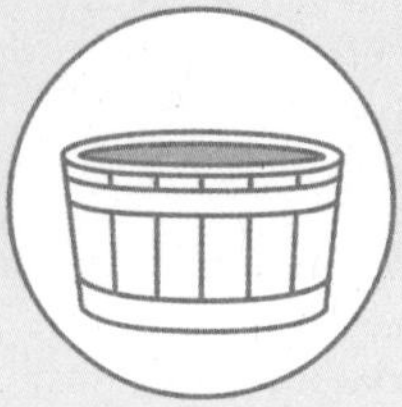

2 GANZKÖRPERKÄLTE: Wenn Sie mit der Kälte der Dusche gut zurechtkommen, können Sie anstreben, in kaltes Wasser einzutauchen. Ob Sie das in Ihrer Badewanne, einem kalten See oder Fluss machen, bleibt Ihnen überlassen. Tasten Sie sich langsam heran und überfordern Sie Ihren Körper nicht. Schließlich soll Stress reduziert und nicht noch verstärkt werden.

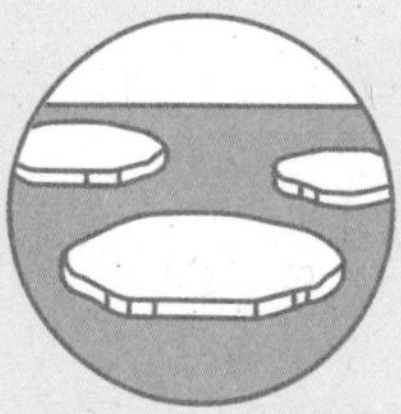

3 EISBADEN: Nutzen Sie ein Tauchbad, eine Badewanne, die Sie mit kaltem Wasser und Eiswürfeln füllen, oder suchen Sie sich ein Gewässer im Winter. Testen Sie, wie lange Sie es aushalten. Bleiben Sie aber nie länger als zwei Minuten im kalten Wasser. Gehen Sie nur unter Aufsicht Eisbaden und nehmen Sie sich warme Kleidung und ein warmes Getränk für nach dem Bad mit.

Mehr als nur Training für den Ernstfall

Mit Impfungen schützen Sie sich und andere. Impfungen sind Vorsorge – und manchmal Lebensversicherung.

Egal, wie gut Ihr Immunsystem nach der Lektüre dieses Buches und der Umsetzung der Ratschläge Ihrem Gefühl nach oder auch nach einem Blick auf die aktuellen Blutwerte aufgestellt sein sollte: Es gibt Krankheiten, die man nicht bekommen „muss". Entweder deswegen, weil sie schwer und unkalkulierbar für Sie selbst verlaufen können. Oder deswegen, weil andere Menschen (vom Säugling bis zum Senior) daran schwer erkranken können und extrem davon profitieren, wenn der Erreger nicht in ihrem Umfeld zirkuliert. Dafür gibt es Impfungen.

Wie stehen Sie zu Impfungen? Ist Ihr Impfschutz komplett? Oder setzen Sie auf Minimalismus und lassen sich zum Beispiel ausschließlich gegen Tetanus impfen? Impfungen sind für manche Menschen ein Thema, das mit großen Unsicherheiten verbunden ist. Es gilt abzuwägen, ob das Risiko für einen schweren Krankheitsverlauf und die Nebenwirkungen einer Krankheit höher sind als die Nebenwirkungen einer Impfung.

STRENGE RICHTLINIEN: Impfungen werden vorbeugend eingesetzt, um Krankheiten zu verhindern. Das unterscheidet sie von Medikamenten, mit denen gezielt Krankheiten oder krankhafte Zustände therapiert werden. Deswegen gelten besonders strenge Richtlinien hinsichtlich der Sicherheit und Wirksamkeit.

Grundsätzlich sind alle in Deutschland zugelassenen Impfstoffe sehr sicher. Sie werden nur zugelassen, wenn das Risiko für schwere Nebenwirkungen nachweislich minimal ist. Damit sind sie ärmer an Nebenwirkungen als die meisten Medikamente. Die Mitarbeitenden des Paul-Ehrlich-Instituts, dem Bundesinstitut für Impfstoffe und biomedizinische Arzneimittel, registrieren auch nach der Zulassung eines Impfstoffs Nebenwirkungen, die in Zusammenhang mit der Impfung stehen könnten, und werten die gesammelten Daten regelmäßig aus. Sollte sich zeigen, dass bestimmte schwere Nebenwirkungen (häufiger) auftreten als es ohne Impfung zu erwarten wäre, würde intensiv beraten werden, für welche Personengruppen die Impfung möglicherweise problematisch ist oder ob sie bis zur weiteren Klärung komplett ausgesetzt wird. Zudem wird in Deutschland jede einzelne Produktionscharge eines Impfstoffs vom Paul-Ehrlich-Institut analysiert. Erst wenn das Produkt (Menge, Verpackung und Beschriftung, Zusammensetzung, usw.) in einwandfreiem Zustand ist, wird diese Charge freigegeben und an Arztpraxen oder Kliniken ausgeliefert.

Dennoch ist es sinnvoll, im Einzelfall zu prüfen, ob Sie eine bestimmte Impfung benötigen oder nicht. Das betrifft aber nur sehr wenige und schwere Erkrankungen. Alle für Kinder und Erwachsene von der Ständigen Impfkommission (STIKO) empfohlenen Impfungen sind sicher und gut verträglich. Das Sicherheitsprofil der zugelassenen Impfstoffe ist so gut, dass die Gefahr, aufgrund der Impfung bedeutsame Einschränkungen zu erfahren, um ein Vielfaches geringer ist als durch Komplikationen der Erkrankung. Ihre Ärztin kann Sie bei Unsicherheiten basierend auf Ihrer Krankengeschichte, Ihrem Alter, Ihrem Sicherheitsbedürfnis, Ihrer Lebensphase und Ihren Hobbys und Aktivitäten individuell beraten. Gehen Sie beispielsweise jeden Tag mit Ihrem Hund im Wald spazieren und leben in Süddeutschland? Dann kann die Impfung gegen die durch Zecken übertragene FSME (Frühsommer-Meningoenzephalitis) sehr wichtig sein. Die Grippeimpfung wiederum wird für Menschen ab 60 Jahren empfohlen. Aber auch für Jüngere kann sie unter Umständen empfehlenswert sein: Arbeiten Sie beispielsweise im Einzelhandel mit viel Kundenkontakt oder als Lehrkraft in einer Schule, ist die Wahrscheinlichkeit einer Grippeerkrankung erhöht.

Es gibt verschiedene Arten und Weisen, mit einem erhöhten Risiko umzugehen. Manche Menschen sagen sich: „Dann bekomme ich es eben." Sie dürfen aber auch entscheiden, dass Sie eine Infektion gerne vermeiden möchten, weil Sie beispielsweise alleinerziehend sind und im Falle einer echten Grippe nicht wissen, wie Sie Ihre Kinder versorgen sollen oder weil Sie andere Menschen wie die eigenen Eltern schützen wollen. Wenn Sie bei einer Impfung unsicher sind, führen Sie auf jeden Fall ein ausführliches Informationsgespräch mit Ihrem Arzt. So können Sie eine für sich sinnvolle Entscheidung treffen.

So funktioniert eine Impfung

Eine Impfung funktioniert im Prinzip wie eine Versicherung. Sie überlegen, ob Sie für einen bestimmten Bereich Versicherungsschutz benötigen und schließen diese ab (oder auch nicht). Tritt ein bestimmter Schadensfall ein, springt Ihnen Ihre Versicherung, so Sie denn eine haben, zur Seite und minimiert die unangenehmen Folgen. Eine Impfung tut dasselbe. Die Injektion, die Sie bekommen, ist Ihr Versicherungsschein. Ihr Immunsystem lernt an einer harmlosen Variante eines Erregers oder auch nur einem Bruchstück, bei einem realen Kontakt mit dem Erreger die Auswirkungen für den Körper zu minimieren oder zu verhindern. Das funktioniert, weil das Immunsystem ein Gedächtnis besitzt (siehe S. 18). Es erinnert sich noch Jahre nach der Impfung an die Bedingungen, die im Versicherungsschein stehen, und reagiert sehr schnell, wenn es wirklich nötig wird. Das Ziel jeder Impfung ist es folglich, eine Erinnerung an einen Erreger im Immungedächtnis hervorzurufen. Doch das kann – und muss – auf unterschiedlichen Wegen erreicht werden. Denn nicht jede Strategie funktioniert für jeden Erreger. Zunächst müssen die Teile des Erregers, die für die Vermehrung durch die Immunzellen verantwortlich sind, in eine zu injizierende Form gebracht werden.

Unterschiedliche Techniken

Lebendimpfstoffe: Man verwendet im Labor vermehrte, aber in ihrer Vermehrungsfähigkeit oder Gefährlichkeit (Virulenz) abgeschwächte Viren. Mit Lebendimpfstoffen wird die natürliche Infektion nachgeahmt. Daher ist die Wirkung auf das Immunsystem sehr stark. Der Schutz kann das ganze Leben anhalten. Menschen mit einer Immunschwäche dürfen Lebendimpfungen nur unter besonderen Umständen bekommen. Beispiele: Masern, Mumps, Röteln, Windpocken.

Totimpfstoffe: Verwendet werden nicht mehr vermehrungsfähige, inaktivierte, Viren oder kleine Bestandteile des Erregers. Die körperfremden Teile regen das Immunsystem an. Totimpfungen sind für immungeschwächte Personen sicher, müssen aber meist in regelmäßigen Abständen aufgefrischt werden. Beispiele: Keuchhusten, Tetanus, Grippe, Gürtelrose, Diphtherie.

Vektorbasierte Impfstoffe: Ein für den Menschen ungefährliches Virus – der Vektor oder das Vektorvirus – wird so verändert, dass es entweder auf der Vektorvirusoberfläche ein Element des Erregers präsentiert, gegen den geimpft werden soll, oder das in seiner Erbinformation (DNA) den Bauplan für Proteine des Erregers enthält. Das Vektorvirus dient also als Transporter für die Virusbausteine oder Teile der Erbinformation des Erregers (beispielsweise für das Spike-Protein des SARS-CoV-2). Das Vektorvirus und das körperfremde Protein werden vom Immunsystem erkannt, der Körper bildet Antikörper. Beispiel: COVID-19.

mRNA-Impfstoffe: mRNA-Impfstoffe sind die neueste Impfstoffgeneration. Sie enthalten nur Erbinformation des Erregers, in diesem Fall allerdings die Boten-RNA („messenger") oder mRNA, die in winzig kleine Fettkügelchen verpackt ist. mRNA ist die Abschrift eines Gens, quasi das Rezept, das in der Zelle hergestellt werden soll. Die Zelle führt das Rezept aus und stellt das Protein her, das wiederum vom Immunsystem als körperfremd erkannt wird. Beispiel: COVID-19.

Impfstoffhersteller forschen in der Regel jahre- oder sogar jahrzehntelang an einem neuen Impfstoff. Der Lebenszyklus und die Eigenschaften des jeweiligen Erregers müssen so gut verstanden sein, dass man weiß, welche Oberflächenstrukturen sich als Antigene eignen. Das geschieht während der wissenschaftlichen Forschung im Labor. Sind die Ergebnisse vielversprechend, folgen nacheinander mehrere Schritte. Die Entwicklung eines Impfstoffs kann an jedem einzelnen Schritt scheitern. Zunächst werden in Laborexperimenten und an Versuchstieren die Stärke der Immunantwort, die Wirksamkeit und die Sicherheit untersucht. Sind die Ergebnisse positiv, folgen die klinischen Studien. In der ersten Phase wird der Impfstoff an wenigen Freiwilligen getestet. Man untersucht, ob eine Injektion sicher und verträglich ist. Ist diese Hürde genommen, wird in der zweiten Phase an mehreren Hundert Freiwilligen ermittelt, mit welcher Impfstoffdosis die beste Immunwirkung erzeugt wird. In Phase 3 nehmen mehrere Tausend oder Zehntausend Personen an der Studie teil. Eine Hälfte erhält den neuen Impfstoff, die andere Hälfte ein Scheinpräparat. So wird getestet, wie wirksam der Impfstoff ist und wie gut er vor der Erkrankung schützt. Erst prüfen, dann zulassen: Meist laufen Phase-3-Studien über einen längeren Zeitraum, sodass sich zeigt, wie viele Menschen sich in der Kontrollgruppe und der Impfstoffgruppe mit dem Erreger angesteckt haben. Erst wenn auch diese Phase erfolgreich abgeschlossen ist, kann das herstellende Unternehmen eine Zulassung bei den Gesundheitsbehörden beantragen. Dazu müssen all die gesammelten Daten vorgelegt werden. Befinden die Zulassungsbehörden den neuen Impfstoff als wirksam und sicher, erteilen sie die Zulassung. Dann kann mit der Produktion großer Mengen an Impfstoff begonnen werden und Ärztinnen und Ärzte dürfen die Impfung verabreichen. Damit die Kosten jedoch von der gesetzlichen Krankenkasse übernommen werden, ist eine weitere Begutachtung notwendig. Die Ständige Impfkommission (STIKO) legt fest, ob sie eine Empfehlung für eine Impfung ausspricht und für wen (zum Beispiel welche Altersgruppen) und wie oft sie empfohlen wird (siehe S. 141).

So wirkt eine Impfung auf das Immunsystem

Mit einer Impfung erzeugt man im Körper eine Immunantwort, wie sie bei der natürlichen Infektion passieren würde. Der einzige Unterschied ist, dass die meisten Impfungen als Injektionen verabreicht werden, während die Erreger meist auf anderen Wegen in den Körper kommen. Das Immunsystem reagiert trotzdem.

LEICHTE BEWEGUNG UND REICHLICH SCHLAF: Die beste Reaktion auf eine Impfung erzeugt der Körper übrigens, wenn Sie sich davor etwas bewegen und die Nacht danach ausreichend viel und gut schlafen.

Lange Zeit dachte man, dass eine Impfung nur gegen den Erreger schützt, gegen den sie gerichtet ist. Das erscheint auch logisch. Doch immer mehr Untersuchungen der vergangenen Jahre zeigen, dass Impfungen auch die Fähigkeit des Immunsystems stärken, sich gegen andere Erreger besser zur Wehr zu setzen. Die Masernimpfung beispielsweise verringert unter Kindern die Sterblichkeit, egal durch welchen Erreger sie hervorgerufen wird, um 30 Prozent. Doch nur vier Prozent können dadurch erklärt werden, dass die Kinder nicht an Komplikationen sterben, die durch die Masernerkrankung verursacht werden. Kinder, die gegen Masern geimpft sind, profitieren also von einem Schutz, der sich nicht nur gegen das Masernvirus richtet. Auch für andere Impfungen, zum Beispiel gegen Pocken, Tuberkulose und die Kombinationsimpfung gegen Tetanus, Diphtherie und Keuchhusten, wurden diese Effekte nachgewiesen. Kürzlich wurde sogar gezeigt, dass bei über 50-Jährigen, die gegen Gürtelrose geimpft wurden, das Risiko, an COVID-19 zu erkranken, um 19 Prozent, und das Risiko, deswegen ins Krankenhaus zu müssen, um 36 Prozent geringer war als bei ungeimpften Personen. Forschungen zeigen, dass für diese praktischen Nebeneffekte nicht die adaptive Immunabwehr (siehe S. 17) verantwortlich ist, sondern vor allem das angeborene Immunsystem (siehe S. 13). Die angeborene Immunabwehr kann offenbar durch Impfungen auch in gewissem Umfang trainiert werden.

Mit einem Mythos gilt es an dieser Stelle aufzuräumen: Impfungen – selbst wenn gegen mehrere Erreger gleichzeitig geimpft wird – „überfordern" das Immunsystem in den zugelassenen Kombinationen nicht. Sie sorgen auch nicht dafür, dass andere Krankheiten, wie beispielsweise allergische Erkrankungen, bei Kindern häufiger auftreten. Für diese Vermutungen gibt es keine wissenschaftlichen Belege. Ganz im Gegenteil: Es wurde gezeigt, dass geimpfte Kinder weniger häufig an Allergien erkranken. Im Gegensatz dazu kann eine Infektion mit bestimmten Krankheitserregern deutlich häufiger schwerwiegende Folgen haben. Vom Masernvirus weiß man beispielsweise, dass es nach einer Erkrankung das Immungedächtnis, das bereits gegen andere Erreger aufgebaut worden war, für mehrere Jahre löschen kann. Durch eine Infektion mit Masern vergisst das Immunsystem also vieles, was es schon gelernt hatte, indem B- und T-Zellen ausgeschaltet werden. Wird gegen Masern geimpft, geschieht das nicht.

Die Kraft der Gemeinschaft

Impfungen betreffen nicht nur die persönliche Gesundheit jedes Einzelnen, sondern haben zudem eine große gesellschaftliche Bedeutung, die häufig übersehen wird. Doch was bedeutet das? Können Sie mit Ihrer Impfung auch andere Menschen schützen? Besonders für das Erreichen der sogenannten Herdenimmunität sind Impfungen von großer Bedeutung. Vielleicht haben Sie diesen Begriff im

Laufe der Coronapandemie bereits gehört. Das Prinzip ist schnell erklärt, doch im Detail wird es spannend.

Der Erreger einer Infektionskrankheit strebt danach, sich in möglichst vielen Menschen zu verbreiten. Das kann er nur in „immunologisch naiven" Personen. Das bedeutet, er kann nur Personen infizieren, deren Immunsystem noch keinen Kontakt zu dem Erreger hatte und denen er fremd ist. Bei den meisten Erregern wird man durch die Erkrankung oder durch eine Impfung immun, da Gedächtniszellen gebildet werden. Zumindest für einen gewissen Zeitraum hält der Schutz zuverlässig an. Bei einer erneuten Infektion wird der Erreger schnell ausgeschaltet und man erkrankt nicht mehr. Allerdings – und das ist der entscheidende Aspekt für die Herdenimmunität – wird man meist auch nicht mehr ansteckend und kann den Erreger nicht mehr oder nur deutlich schlechter weiterverbreiten.

EINE IMMUNE PERSON IST WIE EINE SACKGASSE: Je mehr Menschen in einer Bevölkerung eine Infektionskrankheit durchgemacht haben und/oder dagegen geimpft sind, desto schlechter kann sich der Erreger weiterverbreiten.

Damit dieser Mechanismus greifen kann, muss ein kritischer Wert an immunen Personen überschritten werden. Das ist die Herdenimmunität. Bleibt die Zahl darunter, kann sich das Infektionsgeschehen zwar verlangsamen, aber es können weiterhin Ausbrüche stattfinden. Herdenimmunität ist also eine Form des Gemeinschaftsschutzes.

Damit die Herdenimmunität wirksam wird, muss ein großer Teil der Bevölkerung immun sein. Wie hoch der Anteil sein muss, ist von Erreger zu Erreger verschieden. Die Basisreproduktionszahl R0 gibt an, wie viele Menschen von einem Infizierten durchschnittlich angesteckt werden, wenn es keine Maßnahmen gibt, die die Infektion verhindern (z. B. Masken, Kontaktbeschränkungen). Masern beispielsweise sind sehr ansteckend. Ein Erkrankter steckt im Durchschnitt 12 bis 18 weitere Personen an. Kennt man die Basisreproduktionszahl R0 des Erregers, kann man berechnen, wie hoch der Anteil immuner Personen sein muss. R0 unterscheidet sich von Erreger zu Erreger, sodass auch der für die Herdenimmunität notwendige Anteil immuner Personen verschieden ist.

Ist der Prozentsatz an durch die Krankheit oder durch Impfung immunen Personen ausreichend groß, kommt die Verbreitung weitgehend zum Erliegen. Zumindest größere Ausbrüche sind dann kaum möglich. Besonders wichtig ist dieser Zustand für diejenigen, die nicht geimpft werden können und für die die Erkrankung ein hohes Gesundheitsrisiko bedeuten würde. Das können Personen mit bestimmten Grunderkrankungen sein, z. B. einer Organtransplantation, Autoimmunerkrankungen oder Krebserkrankungen, die mit einer Chemotherapie behandelt werden. Es können aber auch Säuglinge oder (Klein-)Kinder sein, Schwangere und Stillende oder Menschen mit Allergien gegen Bestandteile des Impfstoffs. Bei kompletter Durchimpfung einer Bevölkerung können manche Erreger (z. B. Pocken, Polio, Masern) sogar vollständig eliminiert werden.

SIE WOLLEN VERREISEN? Kosten für Reiseimpfungen müssen die Krankenkassen nicht bezahlen. Viele bieten es ihren Versicherten aber an. Erkundigen Sie sich direkt bei Ihrer Krankenkasse, ob die Kosten für eine bestimmte Impfung übernommen werden oder nicht.

Das Komplettpaket für eine gute Immunabwehr

Impfungen sind ein sehr wichtiges Mittel zur Vorsorge. Krankheiten, die auch immungesunde Menschen für mehrere Wochen aus der Bahn werfen können und von einer Grippe bis zu Krebs reichen, können einfach, sicher und sehr wirksam vermieden werden. Leider bildet ausgerechnet das Coronavirus, wie auch das Grippevirus, eine Ausnahme dieser Regel. Denn die aktuell verfügbaren COVID-19-Impfstoffe können zwar die Schwere einer Erkrankung reduzieren, eine Ansteckung aber nicht verhindern. Wissenschaftlich betrachtet, überwiegt in der Regel der Nutzen von Impfungen ganz klar die Risiken. Um das zu gewährleisten, werden nicht alle Impfungen für jeden empfohlen, sondern die Bevölkerungsgruppen gewählt, für die der Nutzen am höchsten ist. Die Nebenwirkungen von Impfungen sind bis auf sehr seltene Ausnahmefälle immer deutlich geringer als die Beschwerden, Folgen und Komplikationen, die eine Erkrankung auslöst. Im Rahmen dieses Buches wurden Ihnen Tipps gegeben, Wissenswertes vermittelt und verschiedene Aktivitäten vorgestellt, die sich günstig auf Ihr Immunsystem auswirken. Sie haben erfahren, dass manche Entzündungen hilfreich und notwendig, viele aber auch gefährlich sind. Bei allen Empfehlungen in diesem Buch handelt es sich um wissenschaftlich gut untersuchte Vorgehensweisen. Sie können sich darauf verlassen, dass an den Tipps „was dran" ist. Sie sollten sich aber bewusst machen, dass das Immunsystem möglichst viele der Tipps beherzigt haben möchte – das Herauspicken einzelner Aspekte wird wahrscheinlich keine merklichen Veränderungen bringen, wenn es sich nicht genau um das einzige fehlende Puzzleteil handelt. Doch Impfungen sind ein Baustein auf dem Weg zu einem guten Immunsystem und guter Gesundheit. Weniger Stress, besserer Schlaf und eine gesunde Atmung, ausreichend und vielfältige Bewegung und ausgewogene Ernährung gehören auch dazu. Hoffentlich haben Sie in diesem Buch nicht nur Dinge entdeckt, die Sie noch verbessern könnten, sondern vor allem festgestellt, wie viel Sie schon richtig machen. Das sollte Sie motivieren, Ihrem Immunsystem und Ihrem Körper (weiterhin) regelmäßig Gutes zu tun.

Die letzte Aufgabe: Testen Sie Ihr Immunsystem

Wenn Sie nun wissen möchten, ob Sie genug tun, um Ihrem Immunsystem die Möglichkeit zu geben, seine Höchstleistung zu erbringen, erhalten Sie mit der Checkliste auf den folgenden Seiten einen Überblick.

Dabei geht es nicht um Blutwerte, sondern darum, ein Gespür für die Gegebenheiten in Ihrem Leben zu bekommen, die die Funktion des Immunsystems beeinflussen. In den einzelnen Kapiteln haben Sie erfahren, welche Bausteine für ein gesundes Immunsystem wichtig sind. Schauen Sie sich nun an, in welchen Bereichen Sie bereits vieles gut machen, aber auch, wo es noch Luft nach oben gibt. Betrachten Sie Ihr Testergebnis als Anregung, aber geraten Sie nicht in Panik, sollte das Ergebnis nicht so gut sein. Blättern Sie lieber noch einmal zurück in das jeweilige Kapitel und suchen Sie sich ein oder zwei Dinge heraus, die Sie zukünftig gerne ausprobieren möchten. Wenn Sie sich mit Neugierde und Spaß auf den Weg machen, können Sie nur profitieren!

SELBSTTEST: MEIN IMMUNSYSTEM

Viele grüne Antworten? Dann sind Sie sehr antientzündlich und somit immunfördernd unterwegs. Doch eher rote? Dann gibt es noch Potenzial, um Ihre Immunfunktion zu verbessern.

GEIST & SEELE

SCHLAF	IMMER	MEISTENS	MANCHMAL	SELTEN
Schlafen Sie gut?	🟢	🟢	🔴	🔴
Schlafen Sie weniger als 7 Stunden?	🔴	🔴	🟢	🟢
Schlafen Sie mehr als 7 Stunden?	🟢	🟢	🔴	🔴

STRESS

Testen Sie Ihr Stresslevel anhand der Checkliste auf Seite 65.

STRESSREDUKTION	OFT	MANCHMAL	SELTEN	NIE
Nutzen Sie Atemtechniken?	🟢	🟢	🔴	🔴
Nutzen Sie Achtsamkeitsmethoden?	🟢	🟢	🔴	🔴
Machen Sie Yoga, Qigong, Tai-Chi?	🟢	🟢	🔴	🔴
Singen oder summen Sie?	🟢	🟢	🔴	🔴
Gehen Sie in den Wald?	🟢	🟢	🔴	🔴

BEWEGUNG & SPORT

WIE VIEL SITZEN SIE?

Weniger als 4,5 Stunden pro Tag	🟢
Mehr als 4,5 Stunden pro Tag	🟠
Bei mehr als 4,5 Stunden: Machen Sie aktiv Pausen?	🟢 Ja 🟠 Nein

MACHEN SIE KRAFTTRAINING?

Nein	🟠
Ja	🟢
Wenn ja, wie oft pro Woche?	🟠 1x 🟢 2–3x 🟠 >3x

MACHEN SIE AUSDAUERBEWEGUNG ODER AUSDAUERSPORT?

Nein	🟠
Ja	🟢
Wenn ja, wie häufig?	🟠 < 21 min pro Tag / 150 min pro Woche
	🟢 21 min pro Tag / 150 min pro Woche
	🟢 150–300 min pro Woche oder mehr

MACHEN SIE HIIT?

Nein	🟠
Nein, aber ich mache Kraft- und Ausdauertraining	🟢
Ja	🟢

ERNÄHRUNG

EINSCHÄTZUNG IHRER NÄHRSTOFFVERSORGUNG

	SICHER AUSREICHEND	EVTL. AUSREICHEND	EVTL. ZU WENIG	SICHER ZU WENIG
Vitamin A				
Vitamin B6				
Vitamin B12				
Vitamin C				
Vitamin D				
Eisen				
Folsäure				
Magnesium				
Selen				
Zink				

ESSEN SIE TÄGLICH GEMÜSE UND OBST?

Nein	
Ja	

NEHMEN SIE AUSREICHEND PRÄBIOTIKA ZU SICH?

Nein	
Ja	

NEHMEN SIE DIESE MEDIKAMENTE ODER SUBSTANZEN REGELMÄSSIG EIN?

Schmerzmittel, Protonenpumpenhemmer, ACE-Hemmer, Kortisonpräparate, Cholesterinsenker, Anti-Baby-Pille	Ja	Nein
Alkohol, Drogen	Ja	Nein

EXTRA-TRAINING

HITZE

Gehen Sie in die Sauna?	Ja	Nein

KÄLTE

Kalt duschen	Ja	Nein
Schwimmen im kalten Wasser	Ja	Nein
Winterschwimmen, Eisbaden	Ja	Nein

IMPFSCHUTZ

Ist Ihr Impfschutz entsprechend den STIKO-Empfehlungen aktuell? Lassen Sie sich von Ihrer Ärztin zu notwendigen oder sinnvollen Impfungen beraten.	Ja	Nein

HILFE

Literatur
Register

LITERATUR (AUSWAHL)

Ulrich Welsch, Wolfgang Kummer, Thomas Deller: Histologie – Lehrbuch und Atlas. Zytologie, Histologie und mikroskopische Anatomie, 6. Auflage, Elsevier Verlag, 2022

David Male: Immunology. An Illustrated Outline, 6. Auflage, CRC Press, 2021

Barbara Bröker, Bernhard Fleischer, Christine Schütt: Grundwissen Immunologie, 4. Auflage, Springer Spektrum Verlag, 2019

Maryam Mahmoudi, Nima Rezaei: Nutrition and Immunity, Springer Verlag, 2019

Tamas Fulop, Claudio Franceschi, Katsuiku Hirokawa, Graham Pawelec: Handbook of Immunosenescence Basic Understanding and Clinical Implications, Springer Verlag, 2019

Lothar Rink, Andrea Kruse, Hajo Haase: Immunologie für Einsteiger, 2. Auflage, Springer Spektrum Verlag, 2018

Kenneth Murphy, Casey Weaver: Janeway Immunologie, 9. Auflage, Springer Spektrum, 2018

Philip C Calder, Parveen Yaqoob: Diet, Immunity and Inflammation, Woodhead Publishing, 2016

Andrea Kruse: Der heimliche Dirigent – Wie das Immunsystem Partnerwahl und Schwangerschaft beeinflusst, Springer Spektrum Verlag, 2012

Michael U. Martin, Klaus Resch: Immunologie, UTB Basics, Verlag, 2009

Antonio Pezzutto, Timo Ulrichs, Gerd-Rüdiger Burmester: Taschenatlas der Immunologie: Grundlagen, 2. Auflage, Thieme Verlag, 2006

Für junge Leser:

Julia Jellusova: Wie die B-Zelle alle gerettet hat! Autumnus Verlag, 2022

Japanischen Gesellschaft für Immunology (Hrsg): Das faszinierende Immunsystem. Wie es deinen Körper schützt! Übersetzt ins Deutsche unter der Schirmherrschaft der Deutschen Gesellschaft für Immunologie (DGfI), 2011

Eine vollständige Literaturliste finden Sie unter: www.test.de/fitness-immunsystem-literatur

REGISTER

F

G

H

I

J

K

L

M

N

O

P

Q

R

S

Die Stiftung Warentest wurde 1964 auf Beschluss des Deutschen Bundestages gegründet, um dem Verbraucher durch vergleichende Tests von Waren und Dienstleistungen eine unabhängige und objektive Unterstützung zu bieten.

Die Autorin: Dr. rer. nat. Christine Hutterer ist promovierte Biologin, Autorin und Medizinjournalistin. Seit vielen Jahren schreibt sie Gesundheitsratgeber für Betroffene und Angehörige und vermittelt auf verständliche Weise komplexe medizinische Zusammenhänge. Im Jahr 2022 erhielt sie ein Stipendium von der VG Wort im Rahmen des Programms Neustart Kultur des BKM.

Der Experte: Univ.-Prof. Dr. rer. nat. Lothar Rink, Fachimmunologie DGfI, ist seit 2001 Direktor des Instituts für Immunologie an der Uniklinik RWTH Aachen. Unter anderem ist er Mitglied der Kommission Weiterbildung Fachimmunologe der DGfI und im Fachbeirat von NutriAct (Kompetenzcluster Ernährungsforschung). Er ist Vizepräsident der Deutschen Gesellschaft für Mineralstoffe und Spurenelemente.

Stiftung Warentest
Lützowplatz 11–13
10785 Berlin
Telefon 0 30/26 31–0
Fax 0 30/26 31–25 25
www.test.de
email@stiftung-warentest.de

USt-IdNr.: DE136725570

Vorstand: Hubertus Primus
Weitere Mitglieder der Geschäftsleitung:
Dr. Holger Brackemann, Julia Bönisch, Daniel Gläser

Programmleitung: Niclas Dewitz

Autorin: Dr. Christine Hutterer

Projektleitung: Veronika Schuster
Lektorat: Stefanie Barthold, Krefeld
Mitarbeit: Merit Niemeitz
Korrektorat: Nicole Woratz, Berlin
Titelentwurf: Christian Königsmann
Layout, Grafik Satz: Christian Königsmann
Illustrationen: Christian Königsmann
Bildnachweis: Getty Images / sorbetto (Titel); AdobeStock: 111; Getty Images: 8, 20f, 68, 122

Produktion: Vera Göring, Christian Königsmann
Verlagsherstellung: Rita Brosius (Ltg.), Romy Alig, Susanne Beeh
Litho: tiff.any, Berlin
Druck: DCM Druck Center Meckenheim GmbH

ISBN: 978-3-7471-0574-0

Wir haben für dieses Buch 100 % Recyclingpapier und mineralölfreie Druckfarben verwendet. Stiftung Warentest druckt ausschließlich in Deutschland, weil hier hohe Umweltstandards gelten und kurze Transportwege für geringe CO_2-Emissionen sorgen. Auch die Weiterverarbeitung erfolgt ausschließlich in Deutschland.